Impressum
© 2024 Franziska Kreutzfeldt

Gesamtgestaltung, Rezepte, Texte:
Franziska Kreutzfeldt
www.ernaehrungsberatung-kreutzfeldt.de

Fotografie:
Katharina Kreutzfeldt
www.kathygrafie.de

Druck und Distribution im Auftrag der Autorin:
Tredition GmbH
Halenreie 40-44, 22359 Hamburg, Deutschland

Verlag:
BewusstmitGenuss
Mönkhofer Weg 181, 23569 Lübeck

ISBN:
978-3-384-15810-9 (Softcover)
978-3-384-15812-3 (E-Book)

Franziska Kreutzfeldt

Rezepte für besondere Ernährungsbedürfnisse

Basic

Die in diesem Buch präsentierten Informationen und Empfehlungen basieren auf meinen persönlichen Erfahrungen sowie dem im Rahmen meiner Ausbildung zur Ernährungsberaterin erlangtem Wissen.
Jeder Inhalt wurde von mir sorgfältig ausgewählt und überprüft. Es ist wichtig zu betonen, dass die Inhalte dieses Buches keine Alternative zu einer medizinischen Beratung darstellen. Alle Angaben in diesem Buch erfolgen ohne Gewähr oder Garantie meinerseits. Eine Haftung für eventuelle Personen- oder Sachschäden ist ebenfalls ausgeschlossen

Vorwort

„Bewusst mit Genuss"

Wenn es um das Thema Ernährung geht, war dieser Leitsatz schon immer mein Begleiter. Meiner Meinung nach geht es bei der Auswahl der Lebensmittel nicht darum, sich etwas zu verbieten, sondern vielmehr darum, bewusste Entscheidungen zu treffen. Diese Entscheidung kann durch eine Vielzahl von Faktoren beeinflusst werden, darunter Verträglichkeit, Gesundheitsziele, kulturelle und ethische Aspekte, Verfügbarkeit, Kosten, Geschmack und individuelle Vorlieben.

Für mich ist Kochen nicht nur ein Handwerk, sondern eine kreative Ausdrucksform. Es ermöglicht, ohne zu reisen, verschieden Traditionen, Kulturen und Geschmacksrichtungen kennen zu lernen.

Die Inspiration zu diesem Buch entsprang dem Wunsch, Menschen zu unterstützen, die aufgrund von Unverträglichkeiten ihre Freude und Motivation am Kochen verloren haben. Eine Unverträglichkeit kann zu Verunsicherung und Verzweiflung führen. In solchen Momenten stellen sich viele die Frage: „Was kann ich überhaupt noch essen?"

Im Rückblick auf jenen Moment überlegte ich, welche Unterstützung mir am meisten geholfen hätte. Neben einem aufmerksamen Zuhören sind es definitiv klare Leitfäden eines Ernährungsberaters und unkomplizierte Basic-Rezepte für einen schnellen Einstieg.

Essen ist Lebensqualität, und niemand sollte aufgrund von Unverträglichkeiten auf diese Freude verzichten müssen. Daher lade ich dich ein, gemeinsam eine Reise zu starten, die nicht nur Hoffnung und Appetit wecken soll, sondern auch zu einer gesunden und bewussten Ernährung führen soll.

Über mich

Mein Name ist Franziska Kreutzfeldt, ich bin in der charmanten Hansestadt Lübeck geboren und lebe nach wie vor dort. Meine Familie und Freunde spielen eine wichtige Rolle in meinem Leben, für deren Unterstützung bin ich sehr dankbar. Mit mittlerweile 30 Jahren Lebenserfahrung würde ich mich als empathisch, tolerant, aktiv, hilfsbereit, ehrlich, freundlich und kreativ beschreiben. Die kontinuierliche Arbeit an mir selbst und die Überwindung persönlicher Schwächen haben mich gestärkt und selbstbewusster gemacht. Es hat mich schon immer erfüllt andere zu unterstützen und ihnen eine Freude zu bereiten.

Meine bisherige Laufbahn wurde von persönlichen Herausforderungen geprägt. Nach langjähriger Annahme, an Rheuma zu leiden, erhielt ich im Oktober 2021 die Nachricht, dass es sich um eine Fehldiagnose handelte. Obwohl zunächst erleichtert, stellten sich im nächsten Moment die Frage nach den Ursachen meiner körperlichen Schmerzen. Nach neun Jahren, unzähligen Ärzten und starken Medikamenten, die von zahlreichen Nebenwirkungen begleitet waren, erkannte ich die Notwendigkeit eines neuen Weges. Heilpraktiker zeigten mir die Fehldiagnose auf und begleiteten mich auf einem anspruchsvollen Weg. Die langjährige Medikamenteneinnahme unterdrückte viele Probleme, die nun nach und nach ans Licht kamen. Die letzten Jahre konzentrierten sich auf Ernährungsumstellungen, den Darm, Darmbakterien, Darmpilze, Unverträglichkeiten (Gluten, Histamin, Fruktoseintoleranz), Allergene, sowie deren Auswirkungen auf meinen Körper und mein Leben. Es war überraschend zu erfahren, dass Unverträglichkeiten so erhebliche Auswirkungen auf Körper und Seele haben können. Am Ende stellte sich heraus, dass nicht nur die Unverträglichkeiten, sondern auch Schwermetalle in meinem Körper die Ursache für all den Schmerz waren.

Die persönlichen Erfahrungen haben meine Überzeugung gestärkt, dass die Verbindung von traditioneller Medizin und alternativen Heilmethoden einen erfolgreichen Weg zur Genesung bieten kann.

Als Ernährungsberaterin strebe ich danach, mein Wissen und meine Erfahrungen zu teilen, um andere auf ihrem Weg zu einem gesünderen und erfüllteren Leben zu begleiten. Es ist meine feste Überzeugung, dass die richtige Ernährung nicht nur den Körper, sondern auch den Geist heilen kann, und ich bin entschlossen, diese Botschaft mit diesem Buch weiterzugeben. Jeder kann durch bewusste Ernährung positive Veränderungen in seinem Wohlbefinden erleben.

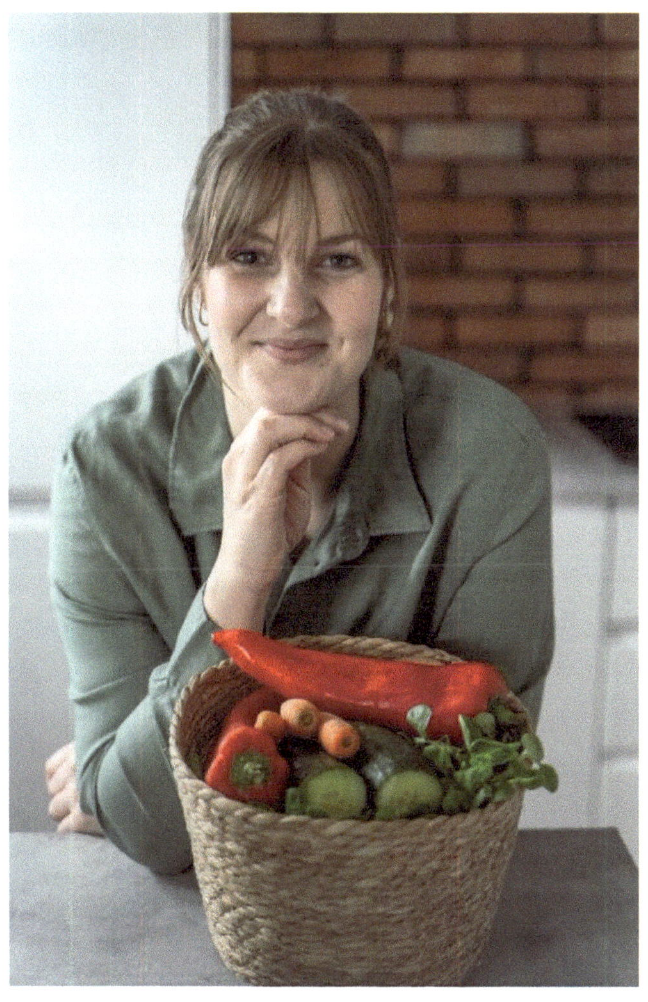

Kontakt:
kreutzfeldt.ernaehrungsberatung@gmail.com
https://www.ernaehrungsberatung-kreutzfeldt.de

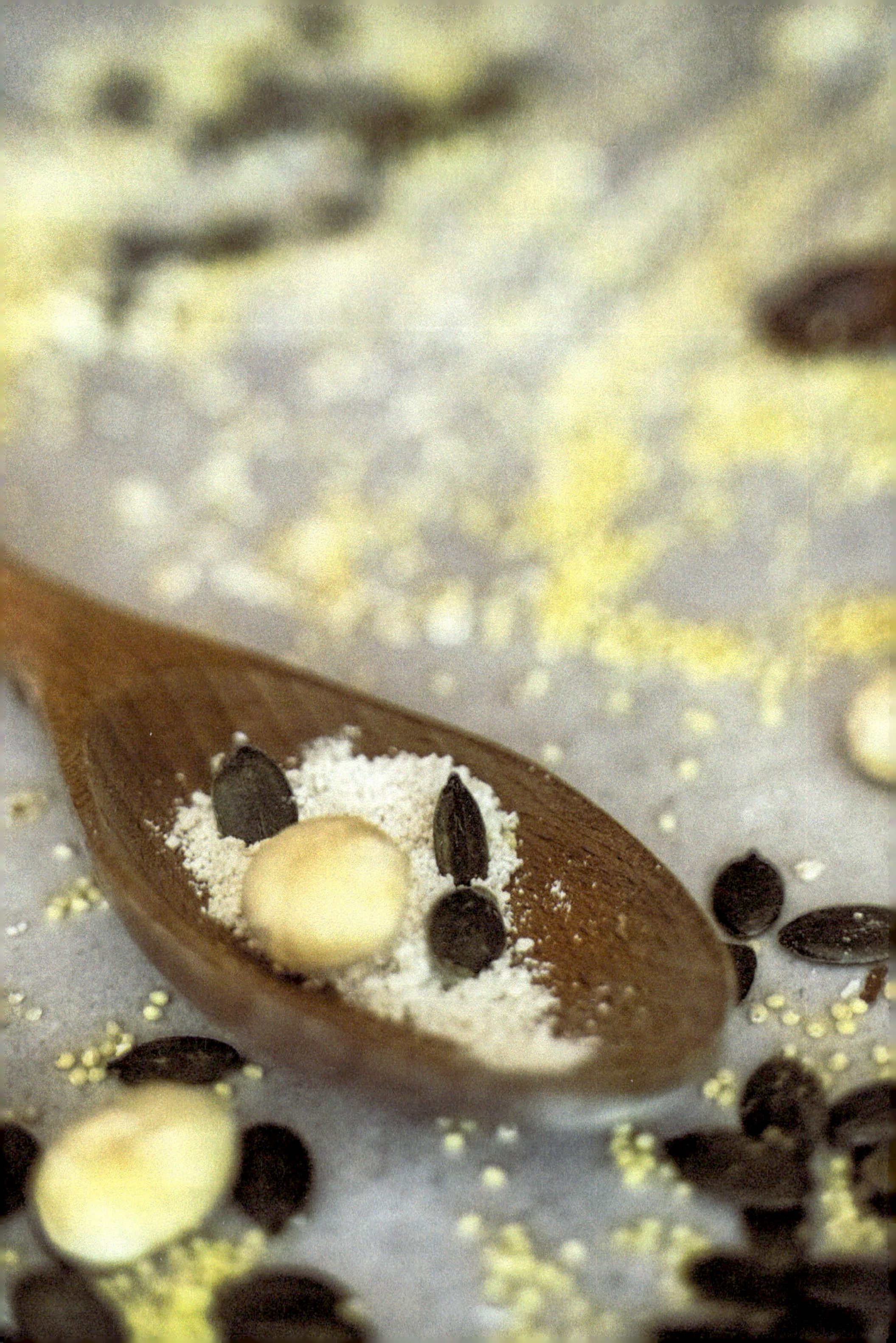

Inhaltsverzeichnis

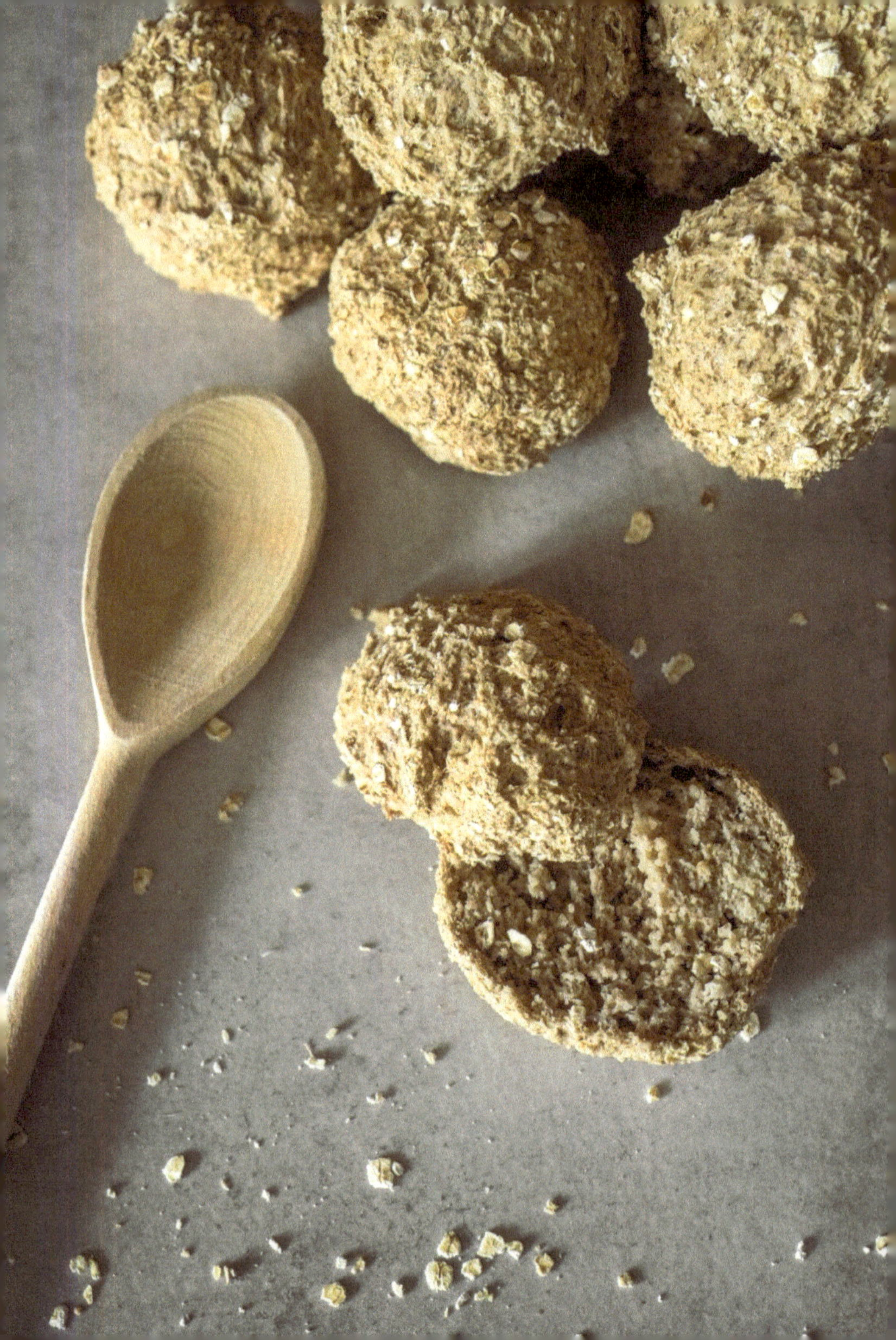

Herstellung der Mehle

Die Herstellung der Mehle für dieses Buch erfolgt auf folgende Weise:
Bestenfalls verwendest du einen Mixer für diesen Prozess.

Für das Hirsemehl:
Fülle den Mixer zu einem Drittel mit Hirse, setzte den Deckel drauf und mahle alles zu einem feinen Mehl.

Für das Hafermehl:
Beim Hafermehl kannst du den Mixer ruhig zu drei Viertel mit glutenfreien Haferflocken füllen, da es sich leichter mahlen lässt.
Setze ebenfalls den Deckel drauf und mahle alles so lange, bis es zu einem vollständigen Mehl geworden ist.

Tipp

Mixe am besten je eine ganze Packung zu Mehl, so hast du immer etwas auf Vorrat da. Möchtest du das Mehl nicht selbst herstellen, kannst du diese Mehle auch im Supermarkt kaufen, bedenke dabei, dass diese Mehle etwas feiner sind, mehr Zusatzstoffe haben und teurer sind.
Eventuell benötigst du bei gekauften Mehlen weniger Flüssigkeit.

Alle meine Rezepte in diesem Buch wurden mit selbst gemahlenen Mehlen hergestellt.

Pflanzliche Alternativen

Ich bevorzuge bei Pflanzlichen alternativen zu Milch, Joghurt, Käse und Frisch-
käse Produkte aus Kokosnüssen. Mein Fokus liegt darauf Produkte zu wählen,
die einen hohen Anteil an Kokosnuss haben und möglichst wenig Zucker sowie
Zusatzstoffe enthalt.

Vorbereitung

Um sicherzustellen, dass du gesunde Optionen zur Hand hast und somit
unerwünschte Lebensmittel vermeidest, ist es wichtig, bestimmte Lebensmittel
zuhause zu haben, um schnell etwas zuzubereiten. Idealerweise könntest du
sogar bereits vorbereitete Mahlzeiten einfrieren oder luftdicht verschließen.

Es ist ratsam, folgende Lebensmittel immer vorrätig zu haben:

- Haferflocken
- Hirse
- Kartoffelstärke
- Kerne und Samen, welche verträglich sind
- Flohsamenschalen
- Weinsteinbackpulver
- Gewürze
- Pflanzliche Joghurtalternativen
- Pflanzliche Milchalternativen

Selbstgemachte Snacks und Mahlzeiten, die sich gut vorbereiten lassen

- Knäckebrot
- Müsliriegel
- Granola
- Brötchen und Brot (nach dem Backen können sie portioniert und einge-
  froren werden. Bei Bedarf einfach aufbacken oder toasten.)
- Pizza (Du kannst sie komplett vorbereiten, sogar belegen und dann
  einfrieren. Wenn du eine Histaminintoleranz hast, könntest du den
  Boden vorbereiten, einfrieren, und bei Bedarf belegen und backen).
- Paprikar

Glutenfreie Ernährung

Menschen mit Zöliakie (Glutenunverträglichkeit) müssen glutenhaltige Lebensmittel meiden, da der Verzehr zu gesundheitlichen Problemen führen kann. Andere Ursachen wie zum Beispiel eine Weizenunverträglichkeit oder ein Reizdarm, können ebenfalls von einer glutenfreien Ernährung profitieren.

Gluten oder auch Klebeiweiß ist ein Protein, das in Getreide wie Weizen, Roggen, Gerste und Dinkel enthalten ist. Mit Gluten hergestellte Lebensmittel sind Brot, Nudeln, Pizza, Gebäck, Müsli, und viele verarbeitete Lebensmittel.

Es ist wichtig, sorgfältig die Zutatenliste von verpackten Lebensmitteln zu lesen, da Gluten in vielen Fällen auch als Bindemittel und Füllstoff verwendet wird. Eine glutenfreie Ernährung erfordert daher eine bewusste Auswahl von Lebensmitteln. Dabei hilft oft schon die Beachtung der vorge-schriebenen Lebensmittel-Kennzeichnungen.

- Kamut, Dinkel, Emmer, Triticale, Roggen, Gerste, Hafer, Grünkern, Einkorn, Weizenstärke, Pflanzeneiweiß

Symptome für eine Glutenunverträglichkeit:
- Bauchschmerzen
- Blähbauch
- Durchfall
- Müdigkeit
- Hautausschläge

Es ist immer ratsam, bei einem Verdacht, professionelle Beratung durch einen Arzt, Heilpraktiker oder Ernährungsspezialisten in Anspruch zu nehmen.

Gute Alternativen sind Pseudogetreidearten wie:
- Hirse
- Quinoa
- Amaranth

und
- Glutenfreie Haferflocken

Milchfreie Ernährung

Dieser Ernährungsansatz kann aus verschiedenen Gründen gewählt werden, darunter Milch-/Milcheiweißallergien, Laktoseintoleranz oder persönliche Präferenzen.

Möchte man auf eine Milchfreie Ernährung umsteigen, müssen alternative Quellen für Kalzium, Vitamin B2 und B12, Zink und weitere Nährstoffe gefunden werden.

Es gibt viele pflanzliche Alternativen zu Milch, die beispielweise auf Kokos-, Hafer-, Mandel- oder Sojabasis basieren.

Bei der Umstellung auf eine milchfreie Ernährung ist es ratsam, professionelle Beratung einzuholen, um sicherzustellen, dass die Ernährung ausgewogen ist und alle notwendigen Nährstoffe abgedeckt sind.

Zuckerfreie Ernährung

Diese Ernährungsform wird oft gewählt, um die Zuckeraufnahme zu reduzieren und mögliche gesundheitliche Vorteile zu erzielen.

Zucker ist in vielen verarbeiteten Lebensmitteln wie Süßigkeiten, Softdrinks, Fruchtsäften, Snacks, Konserven und Fertigprodukten enthalten.
Bei einer zuckerfreien Ernährung können natürliche Lebensmittel wie Dattel, Honig oder Früchte zum süßen verwendet werden.

Es ist wichtig, die Kennzeichnung der Lebensmittelverpackungen sorgfältig zu lesen, denn auch hier verbirgt sich der Zucker unter verschiedenen Namen. Zum Beispiel: Sacharose, Glukose, Fruktose, Maissirup und viele weitere.

Zuckerfreien Alternativen wie Stevia, Erythrit, Xylit oder ähnliches sollten ebenso wie Zucker nur in Maßen verwendet werden. Sie können bei übermäßigem Verzehr beispielweise abführend wirken.

Eifreie Ernährung

Die Wahl dieser Ernährungsform kann aus unterschiedlichen Gründen
erfolgen - darunter fallen zum Beispiel Allergien gegenüber Eiern, ethische
Überlegungen oder anderen persönlichen Gründen.

Eier sind in vielen Lebensmitteln enthalten, wie zum Beispiel in
Backwaren, Pasta, Mayonnaise und einigen verarbeiteten Produkte.

Wenn es darum geht Eier zu ersetzten, insbesondere beim Backen (da einer der
Funktionen der Eier die Bindung zwischen den Zutaten ist), können Alternativen
wie Apfelmus, Bananen, Sojamehl, Leinsamen, Chiasamen oder Flohsamenschalen verwendet werden.

Durch die Ernährung ohne Ei, rücken pflanzliche Proteine stärker in den Fokus.
Da Eiweiß für unseren Körper von großer Bedeutung ist, müssen wir bei einer
eifreien Ernährung fehlende notwendige Nährstoffe aus anderer Quelle bezie-
hen.

Beispielsweise können Nüsse, Gemüse, Hülsenfrüchte, Getreide/Pseudoge-
treide hierbei eine wichtige Rolle spielen.

Auch bei dieser Ernährungsform ist es ratsam, sich professionelle Beratung
einzuholen, um sicherzustellen, dass alle Nährstoffe abgedeckt sind.

Hefefreie Ernährung

Diese Ernährungsweise wird gewählt, um beispielweise Hefeüberempfindlichkeiten und Hefeinfektionen oder andere gesundheitliche Gründe zu berücksichtigen.

Lebensmittel, die Hefe enthalten, sind oft Backwaren wie Brot, Gebäck und einige alkoholische Getränke. Alternativ zur Hefe werden andere Mehlsorten oder Backtriebmittel verwendet.
Dazu gehören beispielweise Backpulver, Hirschhornsalz und Natron.

Eine Hefefreie Ernährung erfordert eine bewusste Lebensmittelauswahl und Zubereitung.

Histaminarme Ernährung

Histaminunverträglichkeit, auch als Histaminintoleranz bekannt, entsteht aus einem Ungleichgewicht im Histaminhaushalt des Körpers. Obwohl Histamin natürlicherweise im Körper gebildet wird und an wichtigen Prozessen beteiligt ist, kann ein Überschuss zu verschiedenen Problemen führen.

Die vielfältigen Funktionen von Histamin im Körper umfassen:
- die Regulierung der Magensäure
- die Steuerung des Schlafrhythmus
- die Beeinflussung von Darmbewegung und Körpertemperatur
- Blutdruckregulation sowie Abwehr von körperfremden Stoffen.

Es wird angenommen, dass jeder im Laufe seines Lebens mit einer Histaminintoleranz in Kontakt kommt. Die Auswirkungen sind allerdings von Person zu Person unterschiedlich, was bedeutet, dass einige ihre Intoleranz gar nicht und andere wiederrum sehr stark merken.

Histamin ist in vielen Lebensmitteln vorhanden und entsteht beim Abbau der Aminosäure Histidin, durch Lagerung und Alterung. Ein Überschuss an Histamin im Körper, sei es durch übermäßige Produktion, Aufnahme oder unzureichender Abbau, kann zu einer Intoleranz führen.

Mögliche Ursachen für eine Histaminintoleranz:
- Umfassende Darmprobleme
- Schwermetallbelastung
- Häufiger Stress
- Nährstoffmängel
- Nahrungsmittelunverträglichkeiten
- Allergien
- Medikamente
- Hormonelle Schwankungen
- Mangel an Enzymen, welche Histamin abbauen.

Die Behandlung von einer Histaminintoleranz erfordert oft eine gründliche Ursachenforschung, was Geduld, Nerven und Untersuchungen bedeutet.

Die Symptome können vielfältig sein und überaschenderweise mit einer Intoleranz in Verbindung stehen.

Dazu gehören:
- Hautausschläge, Juckreiz
- Verstopfte oder laufende Nase
- Atembeschwerden
- Kopfschmerzen, Migräne, Schwindel, Übelkeit, Müdigkeit
- Herzrasen, Blutdruckabfall
- Bauchschmerzen, Krämpfe, Durchfall, Blähungen
- Menstruationsbeschwerden
- Kratziger Hals
- Wunde stellen im Mundraum
- Ständiges räuspern

Die gute Nachricht ist, dass es in einigen Fällen möglich ist, Histaminintoleranzen zu überwinden, indem die zugrunde liegende Ursache gefunden und behandelt wird.

Während der Zeit der Histaminintoleranz ist es ratsam:
- Lebensmittel mit einem hohen Histamingehalt zu meiden (Vorsicht, es gibt auch Lebensmittel, welche keinen hohen Histamingehalt haben, jedoch die Ausschüttung von Histamin im Körper fördern. Zum Beispiel Kakaoprodukte).
- Frisch zu kochen und das Aufwärmen von Gerichten zu umgehen.
- den Kauf von Lebensmitteln, dessen Mindesthaltbarkeitsdatum fast erreicht ist, zu vermeiden.
- Tiefkühlprodukte zu kaufen, da diese aufgrund des Schockfrostens frisch bleiben, solange die Kühlkette nicht unterbrochen wurde.
- mehrfach wöchentlich einkaufen zu gehen.

Lebensmittel mit einem hohen Histamingehalt:

- Fertigprodukte und Konserven
- Rohe Wurstsorten wie Salami
- Reifer Käse
- Nüsse
- Gemüse wie Tomaten, Avocado, Sauerkraut, Spinat
- Thunfisch, Meeresfrüchte und Schalentiere
- Backwaren mit Hefeteig
- Nudeln, Weizenprodukte
- Alkoholische Getränke wie Wein und Bier
- Gegorene Flüssigkeiten wie Essig oder Sojasauce
- Kaffee, schwarzer Tee, Kakao
- Scharfe Gewürze, Zitronenkonzentrat
- Farbstoffe und künstliche Zusatzstoffe

Die hier bereitgestellten Informationen sind nach bestem Wissen und Gewissen zusammengestellt. Eine Unverträglichkeit ist stehts individuell. Daher dient diese Liste lediglich als Leitfaden und bietet keine Garantie, dass sie zu 100 % mit den Verträglichkeiten oder Unverträglichkeiten des eigenen Körpers übereinstimmt.

Nüsse und Samen:

Gut verträglich	Mäßig gut verträglich	Nicht gut verträglich
Chiasamen	Cashewnuss	Erdnuss
Flohsamenschalen	Haselnuss	Sonnenblumenkerne
Hanfsamen	Mandel	Tofu
Kokosraspel	Sesam	Wallnüsse
Kürbiskerne		
Leinsamen		
Pistazien		
Paranüsse		

Getreide und Pseudogetreide:

Gut verträglich	Mäßig gut verträglich	Nicht gut verträglich
Amaranth	Brot (gekauft)	Buchweizen
Dinkel	Backware (gekauft)	Malz
Hafer	Gerste	Tofu
Hirse	Roggen	Weizenkeime
Quinoa	Weizen	
Reis		
Reisnudeln		
Sago		
Tapiokastärke		

Öle und Fette:

Gut verträglich	Mäßig gut verträglich	Nicht gut verträglich
Algen Öl	Sonnenblumenöl	Wallnussöl
Distelöl		
Kakaobutter		
Kokosfett/Öl		
Kürbiskernöl		
Margarine (auf die Zusatzstoffe achten)		
Olivenöl		
Rapsöl		
Schmalz		

Obst:

Gut verträglich	Mäßig gut verträglich	Nicht gut verträglich
Apfel		Ananas
Aprikose/Marille		Banane
Brombeere		Erdbeere
Cranberry		Guave
Datteln getrocknet		Himbeere
Drachenfrucht		Kiwi
Goji Beeren		Limette
Granatapfel (Nur das Fleisch nicht die Kerne)		Mandarine
Heidelbeere		Orange
Holunderbeere		Papaya
Honig Melone		Passionsfrucht
Johannisbeere Rot und Schwarz		Zitrone
Kaki		
Kirschen süß/sauer		
Litschi		
Mirabellen		
Nektarine		
Preiselbeere		
Quitten		
Sanddorn		
Stachelbeere		
Sternfrucht		
Weintraube		

Gemüse:

Gut verträglich	Mäßig gut verträglich	Nicht gut verträglich
Artischocke	Aubergine	Bohnen
Blattsalat	Avocado	Essiggemüse
Blumenkohl	Bohnen (grün und Buschbohnen)	Oliven
Brokkoli	Champignon	Peperoni
Chicorée	Erbsen	Rucola
Chinakohl	Hülsenfrüchte (Kicher-erbsen, Soja etc.)	Sauerkraut
Eisbergsalat	Knoblauch	Soja
Erdmandel	Kohlrabi	Spinat
Fenchel	Mangold	Tomate
Feldsalat	Meerrettich	
Grünkohl	Porree	
Kartoffel	Rosenkohl	
Karotte	Zuckerschote	
Knollensellerie	Zwiebeln (alle außer Weiß)	
Kürbis		
Lotuswurzel		
Mais		
Petersilie		
Petersilien-Wurzel		
Radieschen		
Rettich		
Rote Beete (frisch, nicht eingelegt)		
Rotkohl		
Salatgurke		
Spargel grün und weiß		
Süßkartoffel		
Weißkohl		
Wirsing		
Zucchini		
Zwiebeln weiß		

Kräuter und Gewürze:

Gut verträglich	Mäßig gut verträglich	Nicht gut verträglich
Anis	Apfelessig	Balsamicoessig
Basilikum	Bärlauch	Bockshornklee
Branntweinessig	Dill	Brühwürfel
Bohnenkraut	Ingwer	Cumin
Essigessenz	Jodiertes Speisesalz	Curry
Kardamom	Lebkuchengewürz	Kreuzkümmel
Kurkuma	Mohn	Paprika scharf
Meersalz	Muskatnuss	Pfeffer weiß und schwarz
Minze	Schnittlauch	Senf
Nelken	Vanille	Sojasauce
Oregano	Vanilleextrakt	Weißweinessig
Paprika edelsüß		Zitronensäure
Petersilie		
Pfefferminz		
Rosarien		
Safran		
Salbei		
Thymian		
Wacholderbeeren		
Zimt (Ceylon)		

Milch und Milchprodukte:

Gut verträglich	Mäßig gut verträglich	Nicht gut verträglich
Butter (Süßrahm)	Butter (Sauerrahm)	Blauschimmelkäse
Butterkäse	Buttermilch	Cheddar Käse
Frischkäse	Creme fraiche	Edelschimmelkäse
Gouda jung	Feta Käse	Gouda (gereift)
H-Milch	Joghurt Natur	Käsezubereitung
Kokos-Milch	Kefir	Rohmilchkäse
Mascarpone Käse	Milchpulver	Schimmelkäse
Milch pasteurisiert	Sauerrahm	Schmelzkäse
Molke	Saure Sahne	Käsesorten (lange gereift wie Hartkäse, Emmentaler
Mozzarella		
Quark		
Rahm		
Ricotta Käse		
Rohmilch		
Sahne		
Schafsmilch		
Ziegenmilch		
Ziegenkäse		

Fleisch und Fleischprodukte:

Fleisch ist sehr schnell verderblich. Daher sollte es frisch gekauft und direkt zubereitet werden oder tiefgekühlt gekauft werden. Das Fleisch nicht langsam auftauen lassen, stattdessen direkt in die Pfanne/den Topf geben.

Gut verträglich	Mäßig gut verträglich	Nicht gut verträglich
Ente	Brühwurst/Kochwurst	Geräuchertes Fleisch
Geflügelfleisch	Schweinefleisch	Gepökeltes Fleisch
Hackfleisch	Wildfleisch	Rauchschinken
Huhn	Hackfleisch (Offenverkauf)	Rohschinken
Kalbfleisch	Hühnerei	Salami
Pute	Innereien	Trockenfleisch
Rindfleisch frisch		Wurstwaren (Gepökelt, Geräuchert)
Strauß		
Wachtel		
Zunge (Rind/Kalb)		

Fisch:

Fisch ist sehr schnell verderblich. Daher sollte er frisch gekauft und direkt zubereitet werden oder tiefgekühlt gekauft werden. Den Fisch nicht langsam auftauen lassen, stattdessen direkt in die Pfanne/den Topf geben.

Gut verträglich	Mäßig gut verträglich	Nicht gut verträglich
Austern		Garnelen
Dorsch		Hummer
Forelle (Lachsforelle, Regenbogenforelle, Seeforelle)		Krabben
Hummer		Krebse
Kabeljau		Meeresfrüchte
Rotbarsch		Sardellen
Schellfisch		Thunfisch
Seehecht		

Süßungsmittel und Süßigkeiten:

Gut verträglich	Mäßig gut verträglich	Nicht gut verträglich
Agavendicksaft	künstliche Süßstoffe	Kakao, Kakaopulver
Ahornsirup	Marzipan	Lakritze
Birkenzucker (Xylit)	Schokolade weiß	Schokolade
Caramel		Süßholz
Sorbit (E420)		
Fruchtzucker		
Glucose		
Glucose Sirup		
Honig		
Holunderblütensirup		
Invertzucker		
Karamell		
Kristallzucker		
Konfitüre (aus verträglichem Obst und ohne Zitronensäure)		
Milchzucker		
Marshmallow		
Popcorn		
Rohrzucker		
Rübenzucker		
Stevia		

Sonstiges:

Gut verträglich	Mäßig gut verträglich	Nicht gut verträglich
Weinsteinbackpulver	Backhefe	Hefeextrakt
	Kartoffelchips mit Salz und Sonnenblumen	
	Tortilla Chips gesalzen	
	Vanilleextrackt	
	Zitronensäure	

Getränke:

Gut verträglich	Mäßig gut verträglich	Nicht gut verträglich
Cranberry Nektar	Brennesseltee	Bier
Kamillentee	Coca-Cola	Energy-Drink
Lindenblütentee	Espresso	Heiße Schokolade
Obstsäfte aus verträglichem Obst	Grüner Tee	Orangensaft
Pfefferminztee	Haferdrink	Schnäpse
Rooibostee	Heilquellwasser	Soja-Drink
Salbeitee	Kaffee	Schwarztee
	Kräutermischung	Tomatensaft
	Limonen Getränke	Weinbrand
	Mate Tee	

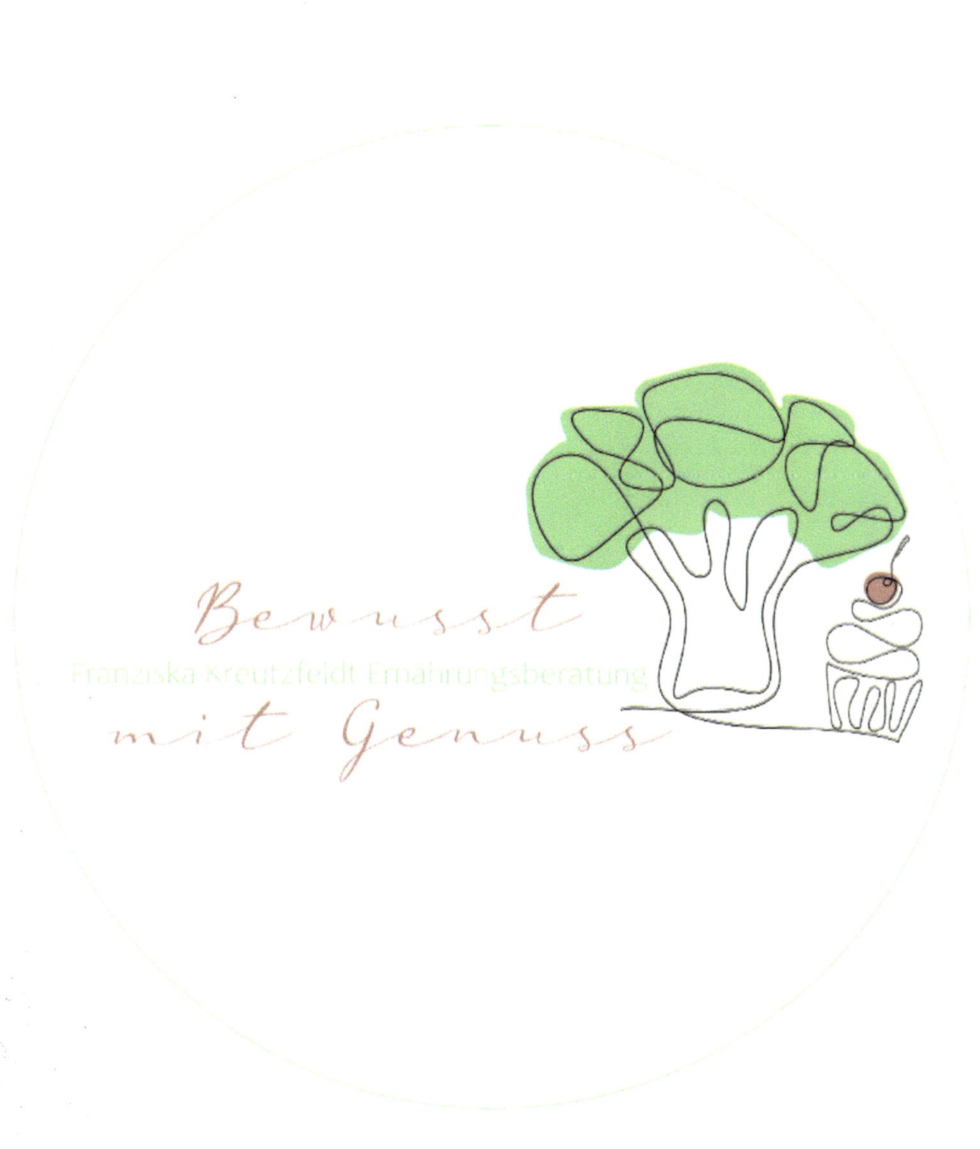

Bewusst
Franziska Kreutzfeldt Ernährungsberatung
mit Genuss

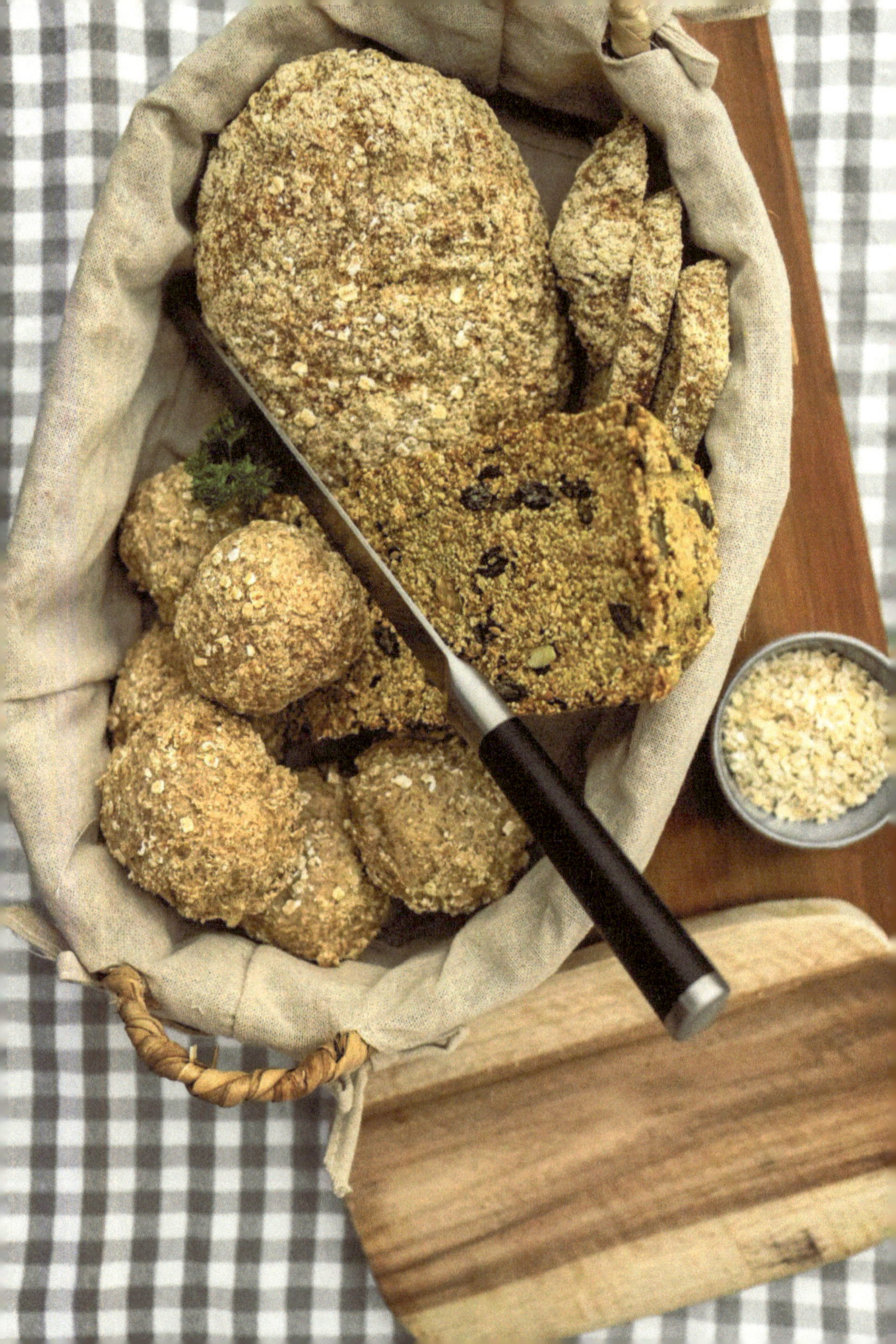

Frühstückszeit

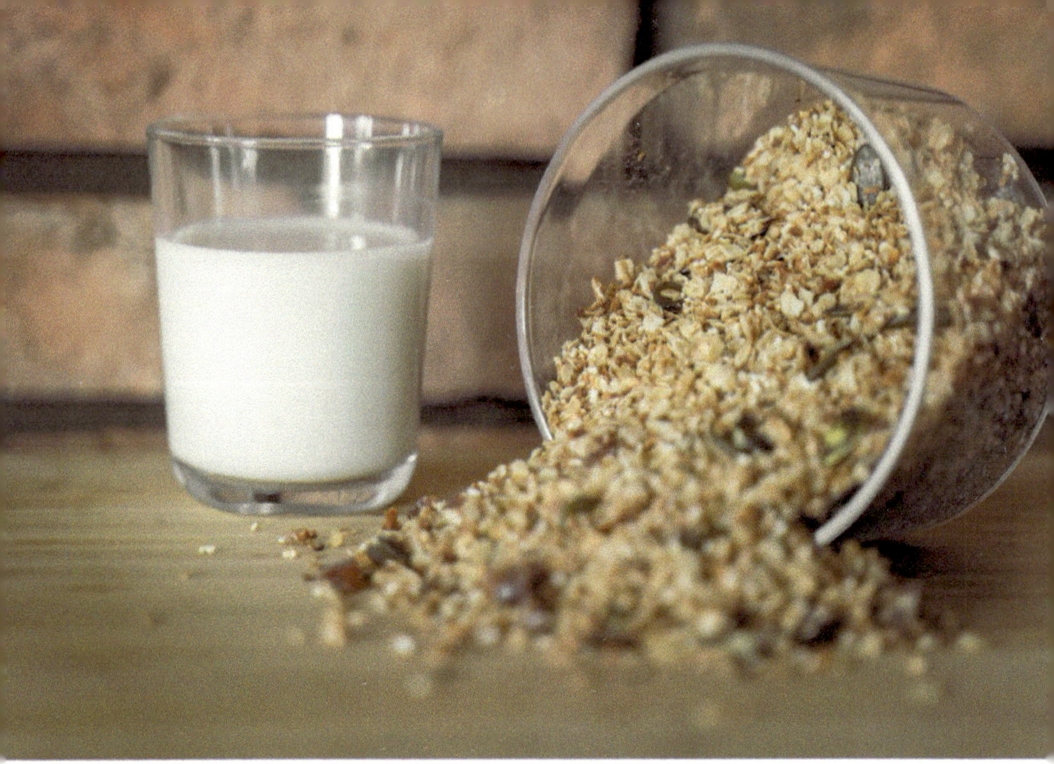

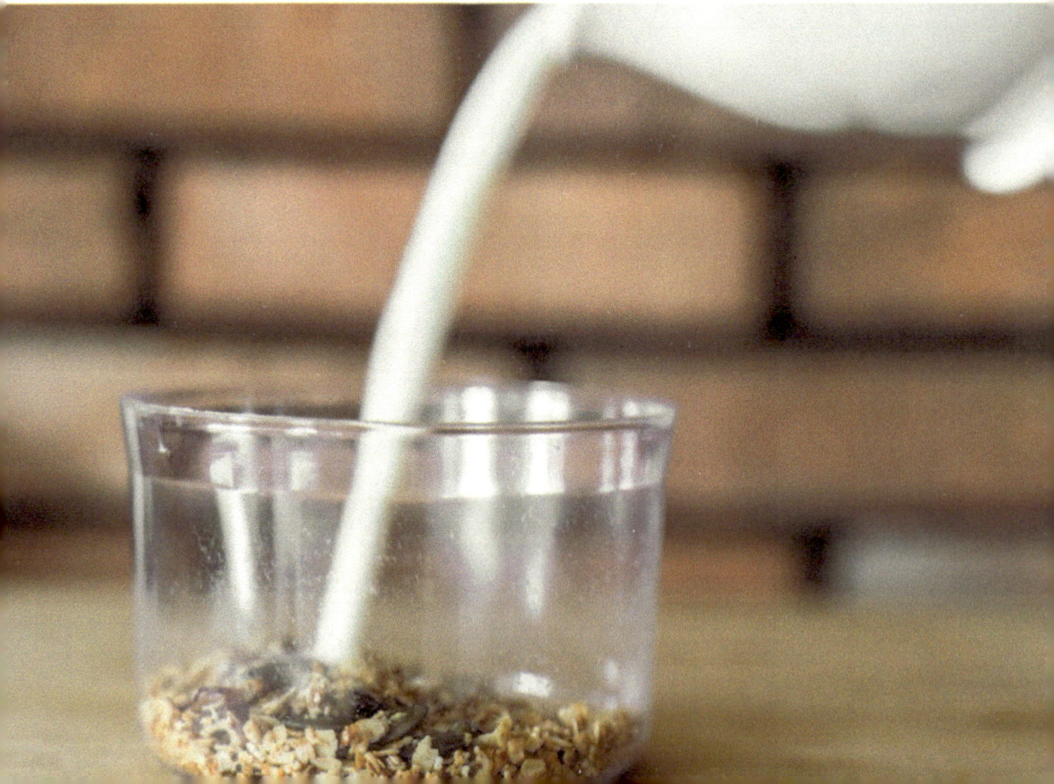

Granola

5 Portionen

250 g Haferflocken, 25 g Kokosflocken, 40 g entsteinte Datteln,
83 g Kokosöl, 1 Esslöffel Honig, 1 Teelöffel Ceylon Zimt,
50 g Kürbiskerne

Zubereitung:

1. Die Datteln fein hacken.
2. Das Kokosöl in einem Topf schmelzen lassen.
3. Honig und Zimt zum Kokosöl hinzugeben und gut vermengen.
4. Den Topf vom Herd nehmen, Haferflocken, Kürbiskerne und Kokosflocken, unterheben. Alles gründlich verrühren.
5. Ein Backpapier auf ein Backblech legen und dieses neben dem Herd abstellen.
6. Eine Pfanne auf mittlerer Stufe erhitzen.
7. Die Hälfte der Mischung in die Pfanne geben und gut anrösten.
8. Wenn alles goldbraun geröstet ist, das Granola auf das Backpapier geben.
9. Die zweite Hälfte in der Pfanne rösten und ebenfalls, zum Abkühlen auf das Backpapier geben.
10. Alles gut abkühlen lassen und mit Milch, Pflanzlichen-Alternativen oder als Topping für Joghurt oder Porridge genießen.

Anmerkung:

Luftdicht und trocken gelagert, hält sich das Granola für mindestens
2 Wochen.

Nährwerte pro Portion:
442,81 kcal, 27,90 g Fett, 35,87 g Kohlenhydrate, 7,42 g Ballaststoffe, 10,47 g Eiweiß

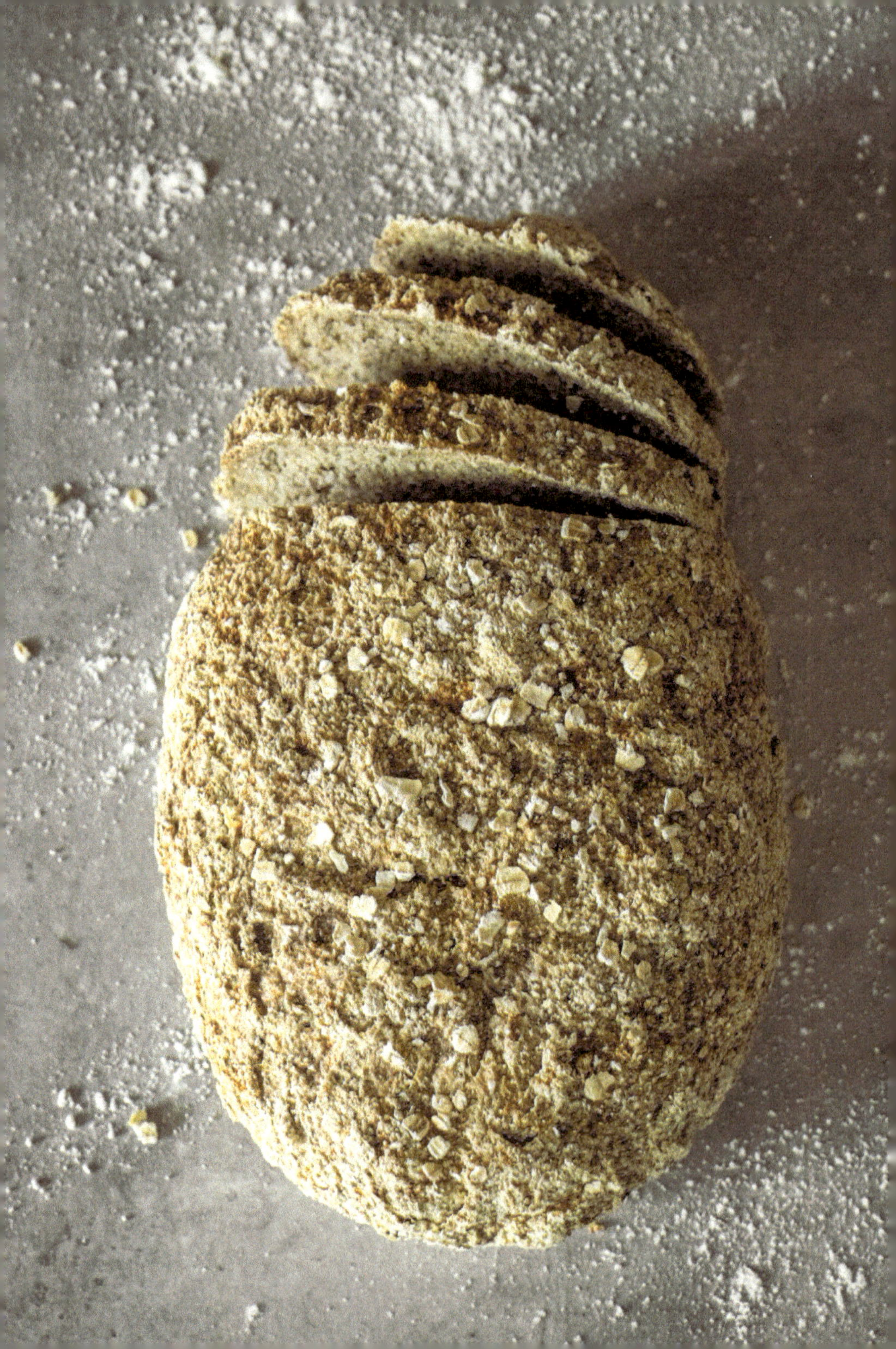

Brot

450 ml Wasser, 30 g Flohsamenschalen, 75 g glutenfreies Hafermehl,
150 g Hirsemehl, 30 g Kartoffelstärke, 8 g Weinstein Backpulver,
1 Esslöffel Salz

Variationen:
Kürbiskerne, Haferflocken, Kräuter

Zubereitung:
1. Den Backofen auf 200 Grad Ober-/Unterhitze vorheizen.
2. Flohsamenschalen und Wasser vermengen und ca. 15 Minuten quellen lassen.
3. Hafermehl, Hirsemehl, Kartoffelstärke, Backpulver und Salz abwiegen und in einer Schüssel vermengen.
4. Die gequollenen Flohsamenschalen zu den trockenen Zutaten geben und alles mit einem Handrührgerät zu einem Teig kneten.
5. Eine Backform mit Backpapier auslegen und den Teig hineinlegen oder den Teig zu einem Brot formen, auf ein Backblech legen und frei backen.
6. Das Brot mit Olivenöl bestreichen und nach Bedarf mit einer der Variationen garnieren.
7. Das Brot im vorgeheizten Backofen bei 200 Grad für ca. 90 Minuten backen, bis es goldbraun ist und beim Klopfen auf die Unterseite hohl klingt.

Tipp
Beim Formen des Brotes etwas Mehl in die Hände nehmen.

Meine Persönliche Lieblingsvariation
Meine Lieblingsvariation besteht aus, Bohnenkraut, Paprika und Kurkuma oder alternativ die Kombination aus Kümmel und fein geschnittenen Zwiebeln. Die Zwiebeln dünste ich leicht in der Pfanne an, lasse sie abkühlen und hebe sie dann unter den Teig.

Nährwerte pro Scheibe: (14 Scheiben)
70,65 kcal, 0,81 g Fett, 12,46 g Kohlenhydrate, 2,18g Ballaststoffe, 1,92 g Eiweiß

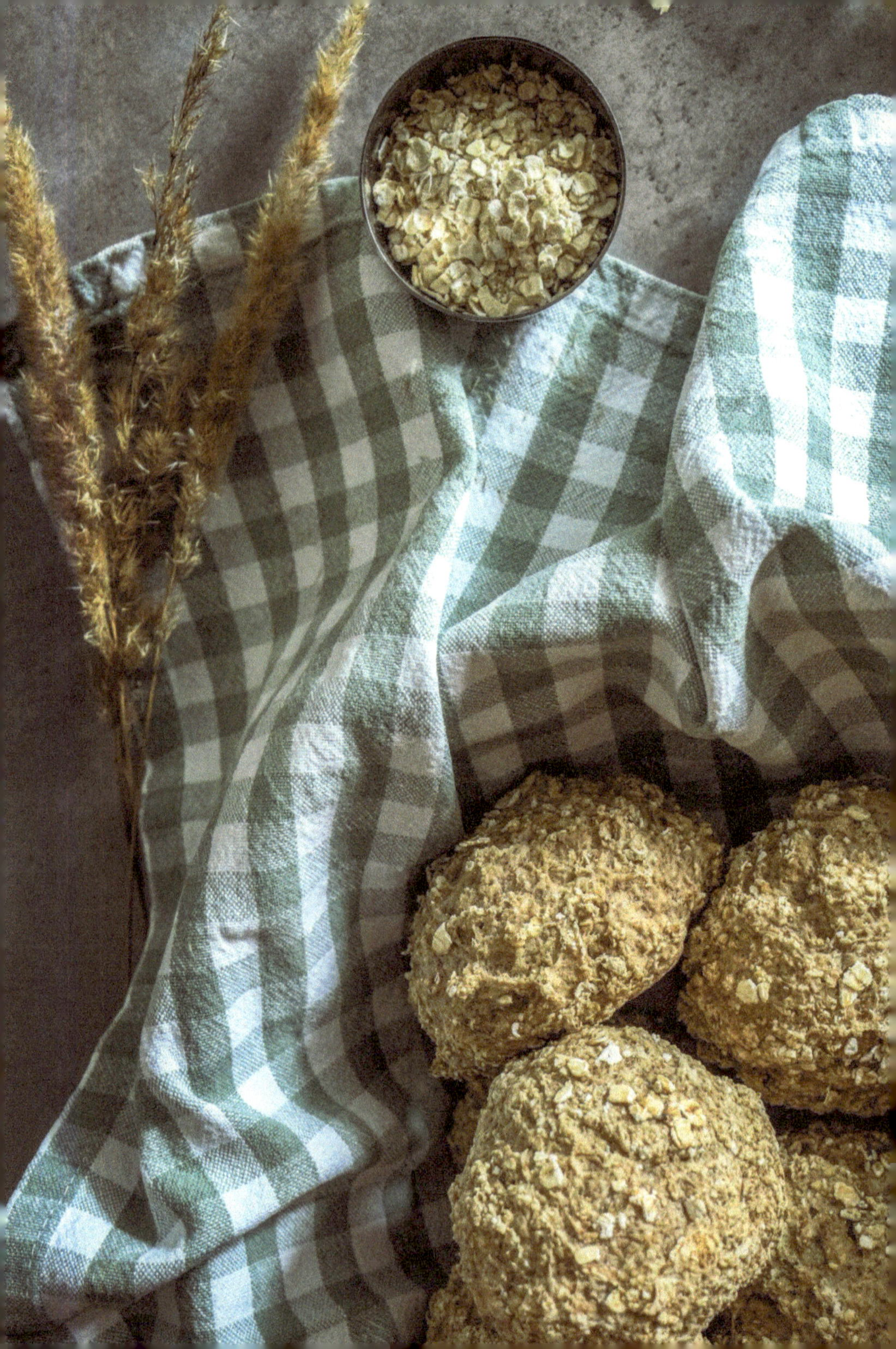

Proteinbrötchen

9 Brötchen

450 ml Wasser, 30 g Flohsamenschalen, 162 g glutenfreies Hafermehl,
35 g Hirsemehl, 30 g Kürbiskernprotein, 30 g Kartoffelstärke,
8 g Weinstein Backpulver, 90 g Kokosjoghurt, 1 Esslöffel Salz

Variationen:

Kürbiskerne, Haferflocken, Kräuter

Zubereitung:

1. Den Backofen auf 180 Grad Ober-/Unterhitze vorheizen.
2. Flohsamenschalen und Wasser vermengen und ca. 15 Minuten quellen lassen.
3. Hafermehl, Hirsemehl, Kartoffelstärke, Backpulver und Salz in einer Schüssel vermengen.
4. Die gequollenen Flohsamenschalen und den Joghurt zu den trockenen Zutaten geben und alles mit einem Handrührgerät zu einem Teig kneten.
5. Ein Backblech mit Backpapier auslegen.
6. Den Teig in 9 Teile teilen und kleine Brötchen formen, diese dann auf das vorbereitete Backblech legen.
7. Die Brötchen im vorgeheizten Backofen auf 180 Grad für ca. 40 Minuten backen.

Tipp

Beim Formen der Brötchen etwas Mehl in die Hände nehmen.
So klebt der Teig nicht so stark an den Händen.

Nährwerte pro Brötchen:

120,80 kcal, 2,52 g Fett, 16,58 g Kohlenhydrate, 5,35 g Ballaststoffe, 4,91 g Eiweiß

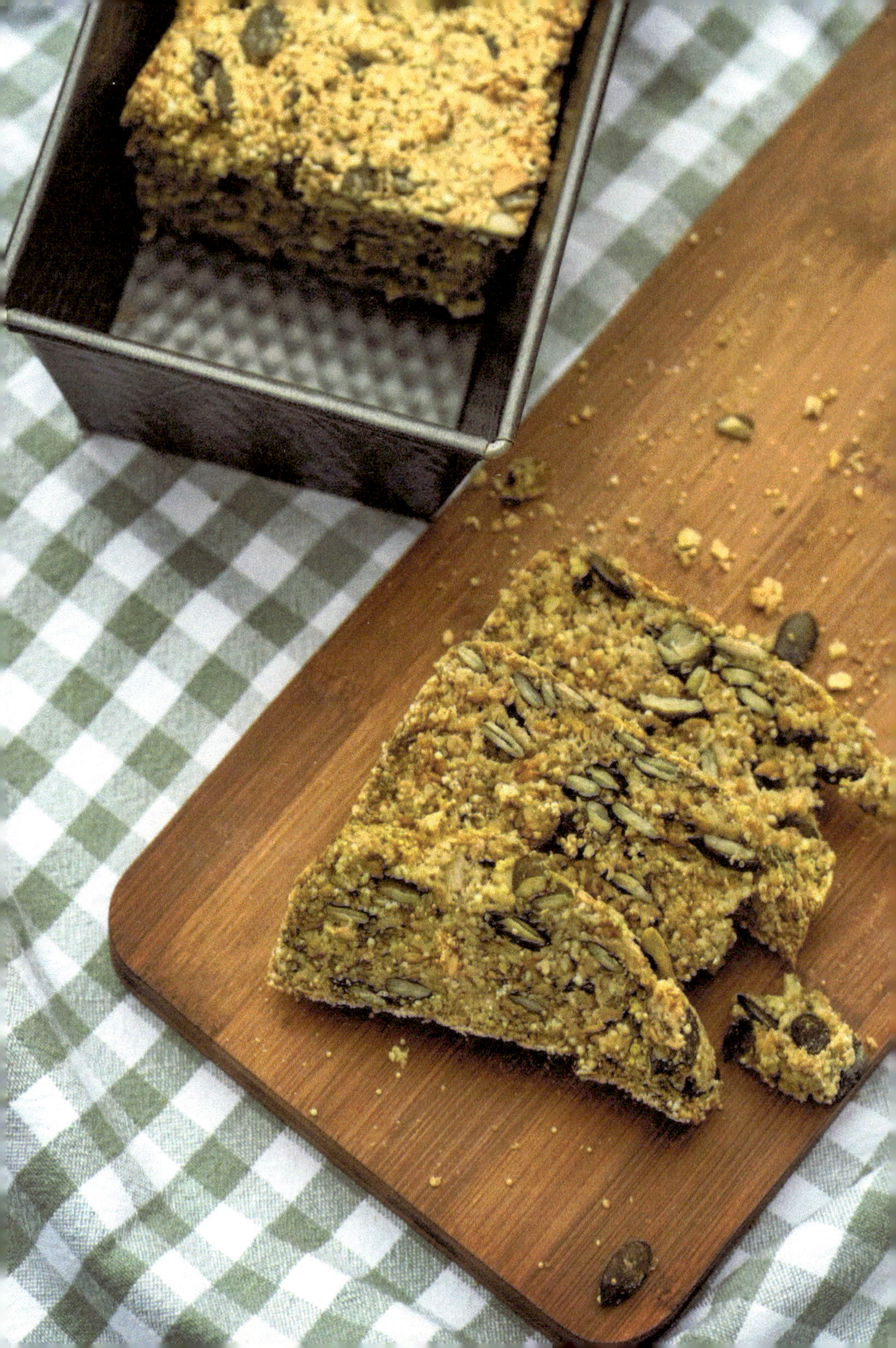

Kern/Samenbrot

14 Scheiben

200 g Haferlocken, 100 g Kürbiskerne, 50 g Amaranth, 50 g Leinsamen,
80 g Hirse, 3 Esslöffel Chiasamen, 3 Esslöffel Flohsamenschalen,
400 ml warmes Wasser 1 Teelöffel Salz, 0,5 Teelöffel Kurkuma,
0,5 Teelöffel Paprikapulver

Zubereitung:

1. Den Backofen auf 180 Grad Ober-/Unterhitze vorheizen.
2. Eine Backform mit Backpapier auslegen oder mit etwas Fett einfetten.
3. Alle trockenen Zutaten in einer Schüssel abwiegen.
4. Das warme Wasser abmessen und zu den trockenen Zutaten geben. Alles zu einem glatten Teig verrühren.
5. Kurkuma und Paprikapulver nach Bedarf hinzugeben und unterrühren.
6. Die Masse in die Backform geben und bei 180 Grad ca. 45 Minuten backen.

Nährwerte pro Scheibe: (14 Scheiben)
162,66 kcal, 6,94 g Fett, 14,90 g Kohlenhydrate, 6,87 g Ballaststoffe, 7,05 g Eiweiß

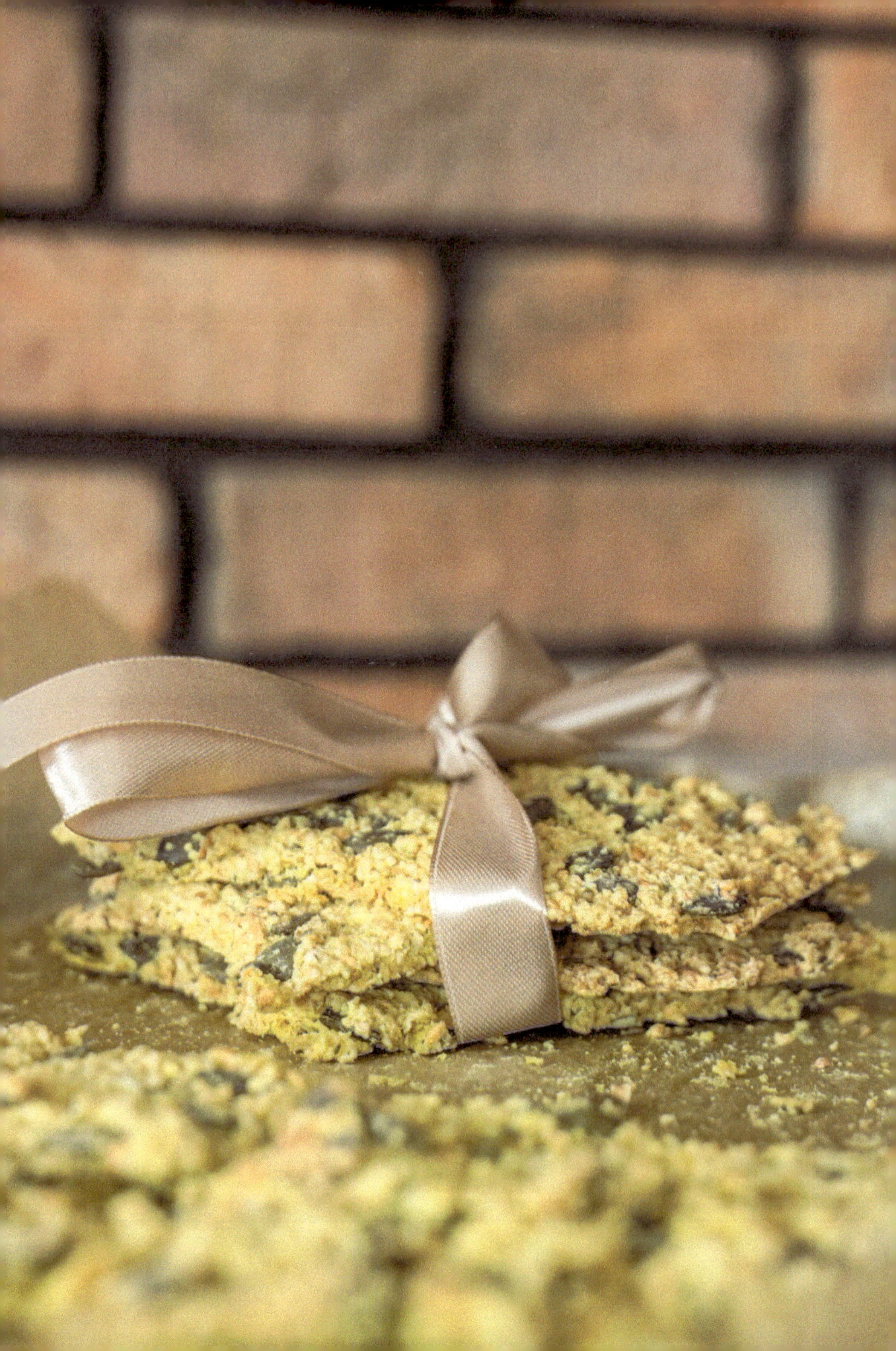

Knäckebrot

---

1 Backblech

160 g Hirsemehl, 100 g Haferflocken, 60 g Kürbiskerne, 30 g Sesam,
0,5 Esslöffel Olivenöl, 1 Teelöffel Salz, 20 g Leinsamen, 20 g Hanfsamen,
200 ml Wasser

Gewürzvariationen (je 1,5 Teelöffel):

Kümmel, Paprikapulver, Kurkuma, Basilikum, Oregano, Petersilie,
Rosmarin.

Zubereitung:

1. Den Backofen auf 160 Grad Umluft vorheizen und ein Backblech mit Backpapier auslegen.
2. In einer Schüssel Hirsemehl, Haferflocken, Kürbiskerne, Sesam, Leinsamen, Hanfsamen, Salz und das Olivenöl abwiegen.
3. Um Abwechslung in das Knäckebrot zu bekommen, füge noch etwas von eine der Gewürzvariation hinzu.
4. Wasser abmessen und zunächst dreiviertel zu der Masse geben. Gründlich umrühren und dann den Rest des Wassers hinzufügen, so lange rühren, bis eine glatte Masse entsteht.
5. Die Masse auf das vorbereitete Backblech geben und dünn verstreichen.
6. Möchtest du das Knäckebrot später schön geschnitten haben, nimm es nach ca. 10 Minuten aus dem Ofen, schneide es in gewünschte Stücke und schiebe es dann weitere 30 Minuten in den Backofen.
7. Wenn du das Knäckebrot als Knäcke-Bruch bevorzugst, backe es direkt 40 Minuten und breche es nach dem Backen in unterschiedlich große Stücke.

Meine Persönliche Lieblingsvariation

Meine bevorzugten Gewürze für das Knäckebrot sind Paprikapulver und Kurkuma oder Kümmel. Bestrichen mit einem veganen Natur-Aufstrich und Gurke ergibt dies eine besonders leckere Kombination.

Nährwerte pro Rezept:

1910,5 kcal, 98,3 g Fett, 172,2 g Kohlenhydrate, 33,76 g Ballaststoffe, 68 g Eiweiß

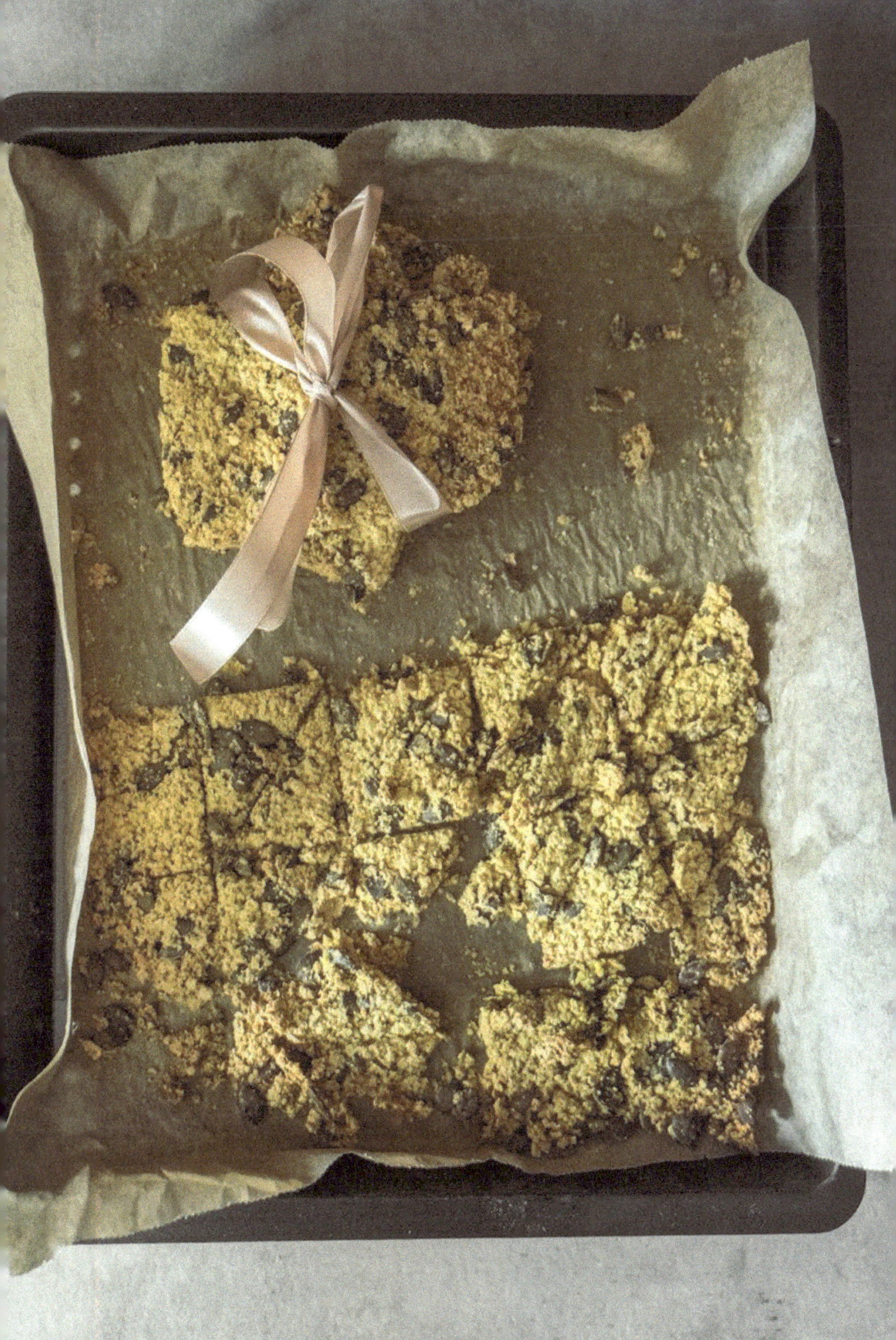

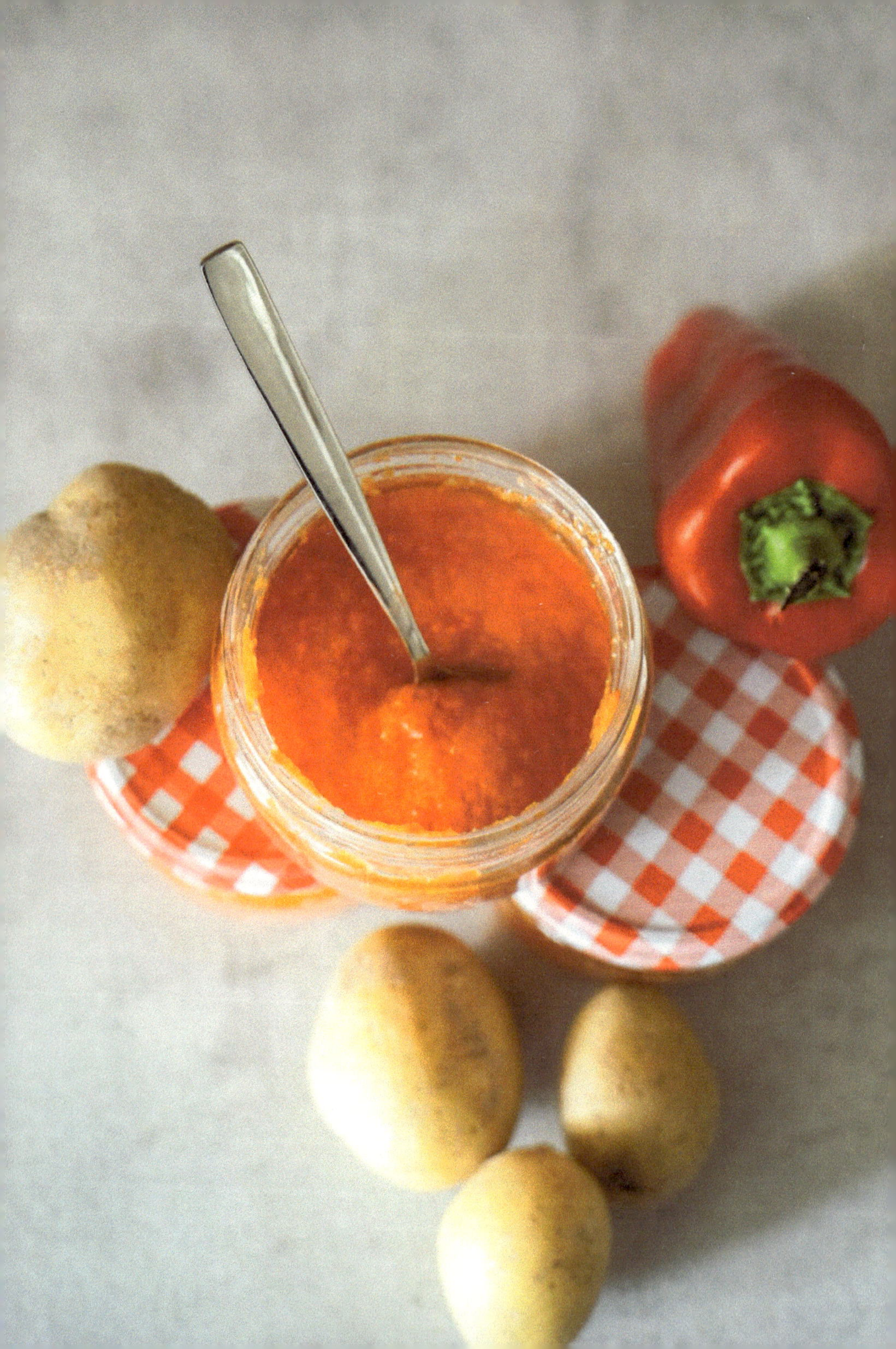

Mittagszeit

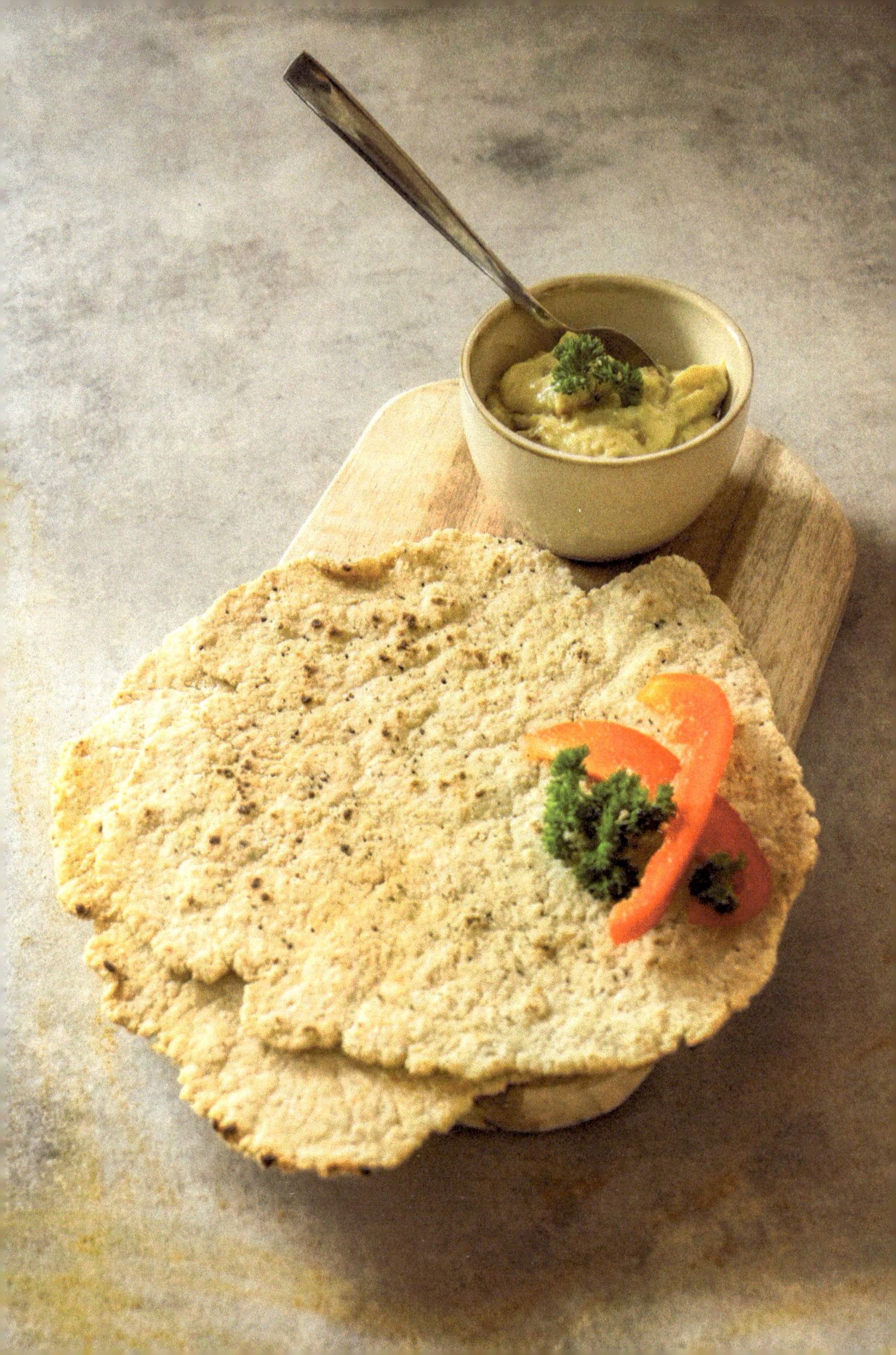

Naanbrot

3 Stück

100 g Hafermehl, 50 g Kartoffelstärke, 20 g Hirsemehl,
8 g Weinstein Backpulver, 40 g Pflanzliche Joghurtalternative,
1 Teelöffel Rapsöl, 1 Teelöffel Apfelessig, 80 g Wasser,
1 Teelöffel Salz

Zubereitung:

1. In einer Schüssel alle trockenen Zutaten vermengen.
2. Pflanzliche Joghurtalternative, Wasser und Öl hinzufügen, alles zu einem geschmeidigen Teig verrühren.
3. Salz und optional eine Zutat aus den Variationen einfügen. Erneut gut durchrühren.
4. Die Masse ca. 10 Minuten ruhen lassen.
5. Nach etwa 8 Minuten Ruhezeit eine Pfanne erhitzen (bei beschichteten Pfannen ist kein zusätzliches Fett notwendig).
6. Die Masse in 3 gleichmäßige Stücke teilen.
7. Etwas Hirse- oder Hafermehl auf der Arbeitsfläche verteilen und die 3 Stücke nach und nach mit einem Rollholz rund ausrollen (ungefähr 2 cm dick.)
8. Das Naanbrot nach und nach in die heiße Pfanne geben und von jeder Seite etwa 2 Minuten goldbraun braten.

Tipp

Die fertigen Naanbrote können im leicht vorgewärmten Backofen warmgehalten werden. Je nach Bedarf kann die Masse auch anders aufgeteilt werden – je nachdem wie groß die Naanbrote ausfallen sollen.

Nährwerte pro Naanbrot (3 Stück):
236,56 kcal, 5,35 g Fett, 38,93 g Kohlenhydrate, 3,58 g Ballaststoffe, 5,35 g Eiweiß

PapriKar

4 Gläschen (je 150ml)

250 g Paprika, 100 g Kartoffeln, 1 Teelöffel Salz, 116 ml Wasser

Zubereitung:

1. Paprikaschoten entkernen und in mundgerechte Stücke schneiden.
2. Die Paprikastücke werden bei 180 Grad im Backofen oder in der Heißluftfritteuse für etwa 10 Minuten geröstet.
3. Währenddessen können die Kartoffeln geschält und in dünne Scheiben geschnitten werden.
4. Sobald die Paprika fertig ist, können alle Zutaten in einen Mixer gegeben oder mit einem Pürierstab zu einer feinen Masse verarbeitet werden.
5. Die entstandene Masse wird nun in 4 kleine Gläschen gefüllt und fest verschlossen. Hierbei sollte darauf geachtet werden, dass zum Deckel ca. 2 - 3 Zentimeter Platz bleibt und der Rand einmal sauber gemacht wird.
6. Für den nächsten Schritt benötigen wir einen Topf mit Decke, der höher als die Gläser ist.
7. Die gefüllten Gläser werden in den Topf gestellt und so viel Wasser hinzugefügt, dass das größte Glas knapp unter dem Deckel mit Wasser bedeckt ist.
8. Der Deckel wird auf den Topf gesetzt, und dieser dann auf den Herd gestellt. Das Ganze wird ab dem Zeitpunkt des Kochens für 2 Stunden eingekocht. Wenn das Wasser kocht, kann die Temperatur auf mittlere Stufe gestellt werden. Währenddessen ist darauf zu achten, dass immer ausreichend Wasser im Topf ist. Falls nötig, Wasser nachfüllen und zusätzlich 15 Minuten Garzeit hinzufügen. Alternativ kann auch ein Einkochautomat verwendet werden, 120 Minuten bei 98 Grad.
9. Nach dem Einkochen müssen die Gläser aus dem Wasser genommen werden, und dürfen 24 Stunden nicht bewegt werden. Nach dieser Zeit müssen die Gläschen Vakuum gezogen haben.

Wenn du PapriKar direkt in einem Gericht verarbeiten möchtest, kannst du es nach dem Mixen direkt verwenden. Es ist jedoch wichtig, dass die Masse erhitzt wird, da die rohen Kartoffeln Solanin enthalten.

Das Solanin ist erst durch Erhitzen verdaulich.

Wenn du beispielweise Hirse mit Paprika-Soße essen möchtest, kannst du die benötigte Menge aus dem Mixer nehmen und zu einer Soße verarbeiten. Falls du jedoch einen Paprika-Dip machen möchtest, muss das PapriKar zuerst eingekocht oder erhitzt werden.

Verwendung

Pizzasoße, Paprikasoße, Dip, Auflauf
etc.

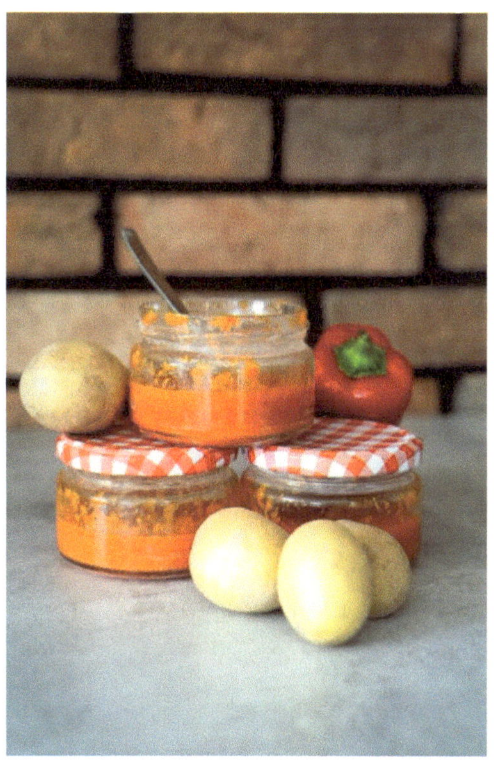

Nährwerte pro Gläschen (100ml):
42,25 kcal, 0,31 g Fett, 8 g Kohlenhydrate, 1,81 g Ballaststoffe, 1,13 g Eiweiß

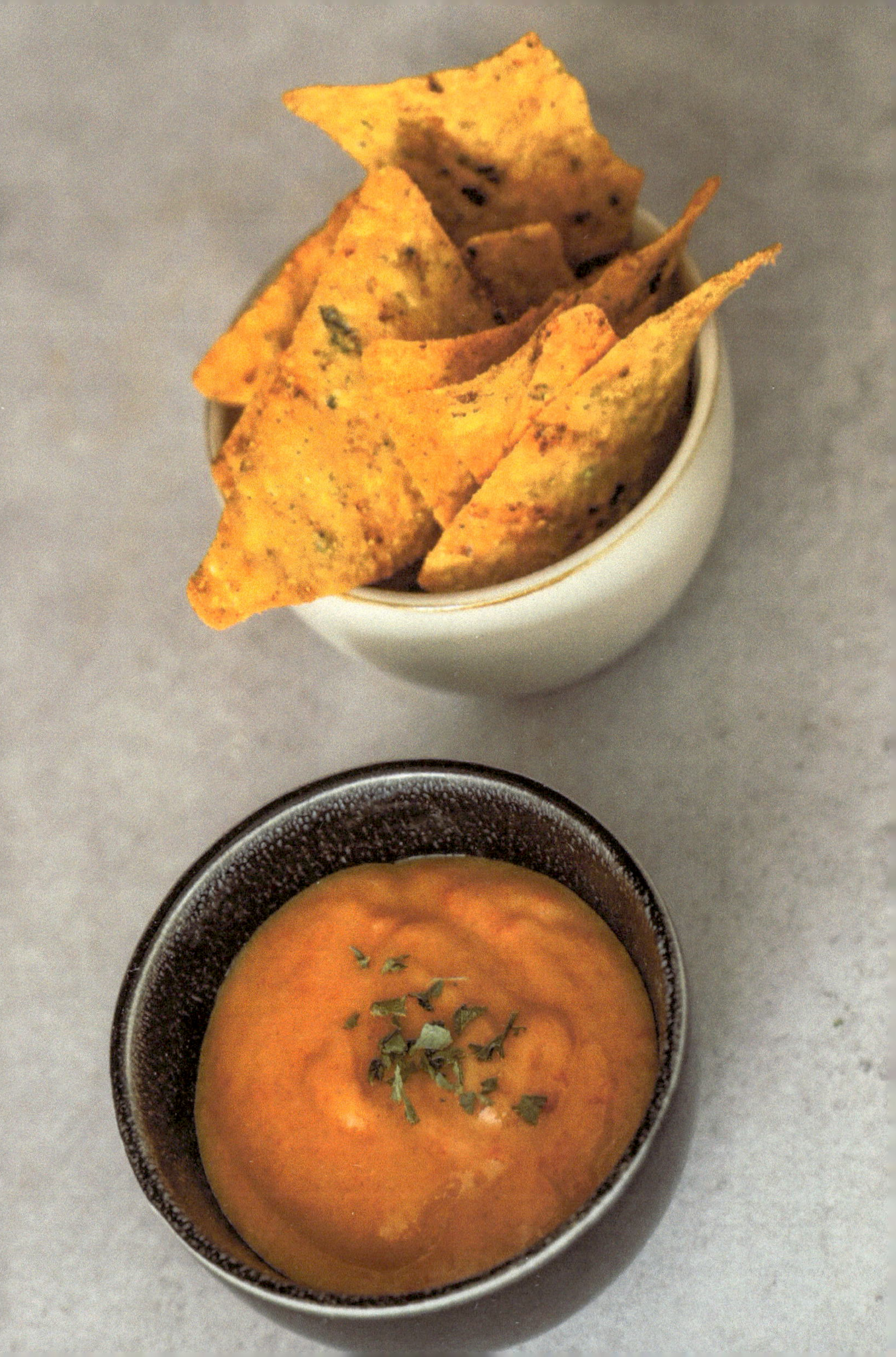

Paprika-Dip

1 Portion

50 g PapriKar, 50 g Frischkäsealternative,
0,5 Teelöffel Paprikapulver Edelsüß, 2 g Salz

Zubereitung:

1. Alle Zutaten in einer Schüssel abwiegen.
2. Alles zu einer geschmeidigen Masse verrühren.
3. Den Paprika-Dip mit Gemüse, Kräckern oder Ähnliches genießen.

Tipp

Solltest du scharfes Gewürz vertragen
(Vorsicht bei einer Histamin Unverträglichkeit), dann schmeckt der Dip besonders gut mit etwas scharfem Paprika-Pulver oder auch etwas Chili.

Anmerkung:

Das Rezept für PapriKar findest du auf Seite 54.

Nährwerte pro Portion:
138,13 kcal, 10,16 g Fett, 8,9 g Kohlenhydrate, 1,31 g Ballaststoffe, 2,17 g Eiweiß

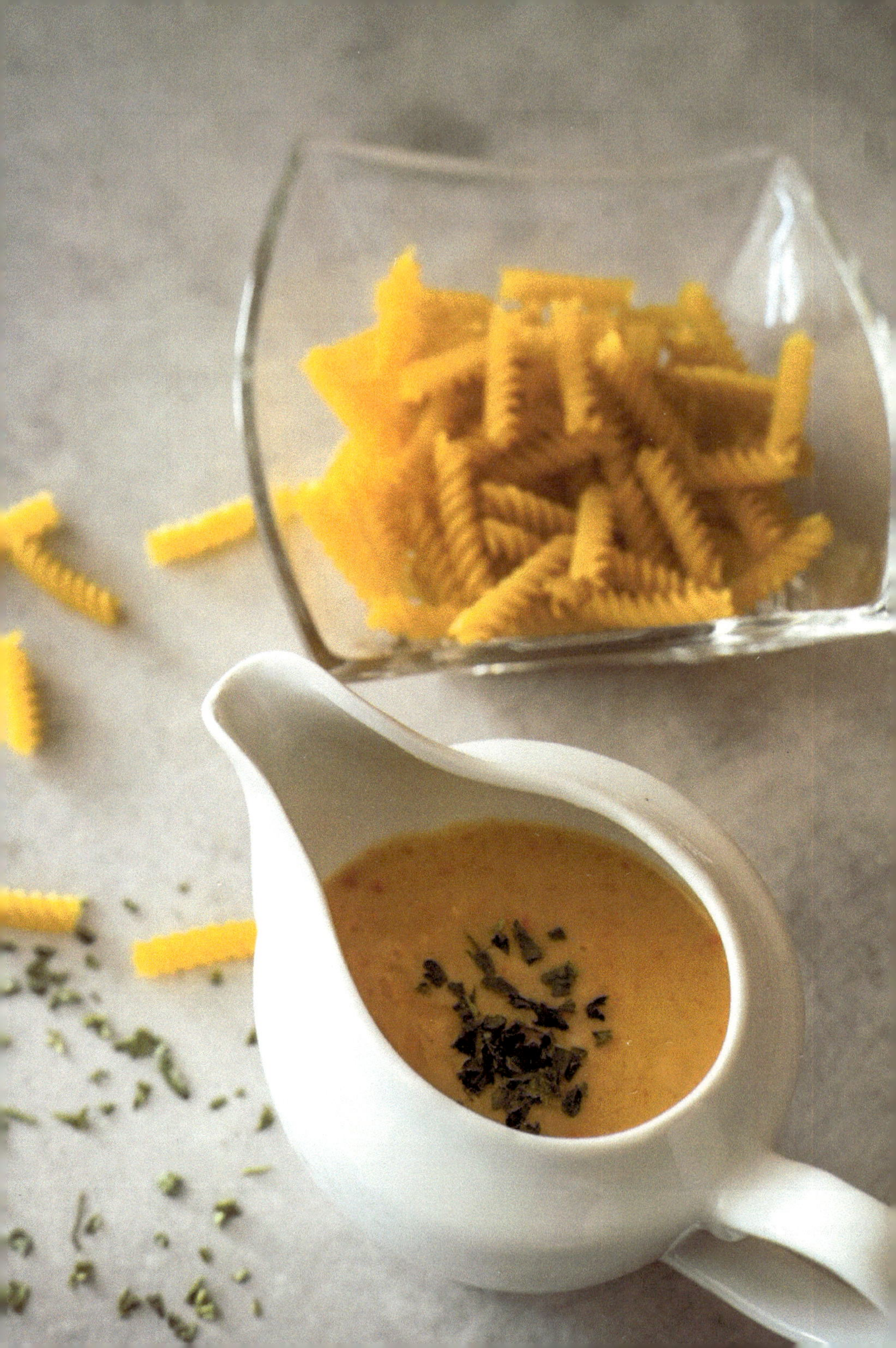

Paprika-Soße

50 g PapriKar, 70 ml Kokosmilch, 3 g Kartoffelstärke, 6 ml Wasser,
0,5 Teelöffel Paprikapulver, 0,5 Teelöffel Salz,
1 Messerspitze weißer Pfeffer

Kräuter-Variationen:

Basilikum, Petersilie, Thymian, Oregano

Zubereitung

1. PapriKar und Kokosmilch in einen Topf geben und erhitzen.
2. Die Kartoffelstärke und das Wasser vermengen
3. Kocht die Kokosmilch, kann die Temperatur etwas runter gestellt werden und die Kartoffelstärke-Wassermischung dazu gegeben werden. Alles nochmal aufkochen lassen.
4. Die Soße vom Herd nehmen und mit Salz, weißem Pfeffer und Paprikapulver abschmecken. Nach Bedarf kannst du noch eine der Kräuter-Variationen hinzugeben.

Anmerkung:

Das Rezept für PapriKar findest du auf Seite 54.

Nährwerte pro Portion:
185,21 kcal, 15,56 g Fett, 8,87 g Kohlenhydrate, 1,26 g Ballaststoffe, 1,79 g Eiweiß

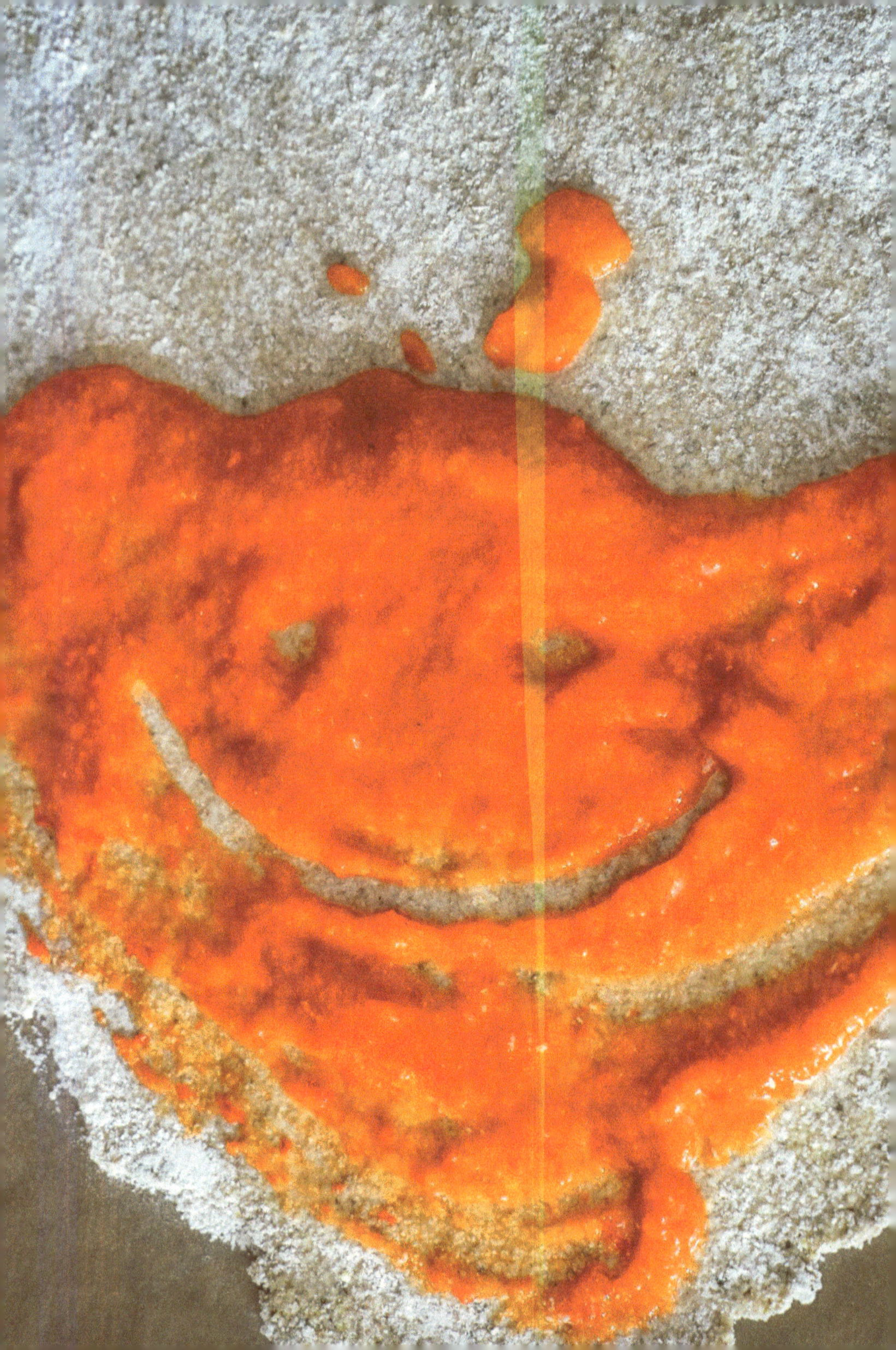

Pizzaboden

1 Portion

80 ml Wasser, 5 g Flohsamenschalen, 90 g glutenfreies Hafermehl,
40 g Hirsemehl, 20 g Kartoffelstärke, 5 g Weinstein Backpulver,
1,5 Teelöffel Salz, 1 Esslöffel Oregano, 20 ml glutenfreier Haferdrink

Zubereitung:

1. Den Backofen auf 180 Grad Umluft vorheizen.
2. Flohsamenschalen und Wasser vermengen und ca. 15 Minuten Quellen lassen.
3. Hafermehl, Hirsemehl, Kartoffelstärke, Backpulver Oregano und Salz in einer Schüssel vermengen.
4. Die gequollenen Flohsamenschalen zu den trockenen Zutaten geben und alles mit einem Rührgerät zu einem geschmeidigen Teig kneten.
5. Die Arbeitsfläche und den Teig leicht mit Hafermehl bestreuen. Den Teig zu einem dünnen Pizzaboden ausrollen.
6. Den Pizzaboden für ca. 10 Minuten in den vorgeheizten Backofen geben und schonmal anbacken.
7. Den Pizzateig aus dem Ofen nehmen und mit PapriKar (Seite 46) bestreichen und nach Belieben belegen.
8. Die Pizza bei 180 Grad ca. 15 – 20 Minuten im vorgeheizten Backofen backen.

Tipp

Damit der Teig beim Ausrollen nicht klebt,
ordentlich mit Hafermehl bestreuen.

Nährwerte pro Pizzaboden:
580,63 kcal, 8,56 g Fett, 99,54 g Kohlenhydrate, 14,80 g Ballaststoffe, 16,63 g Eiweiß

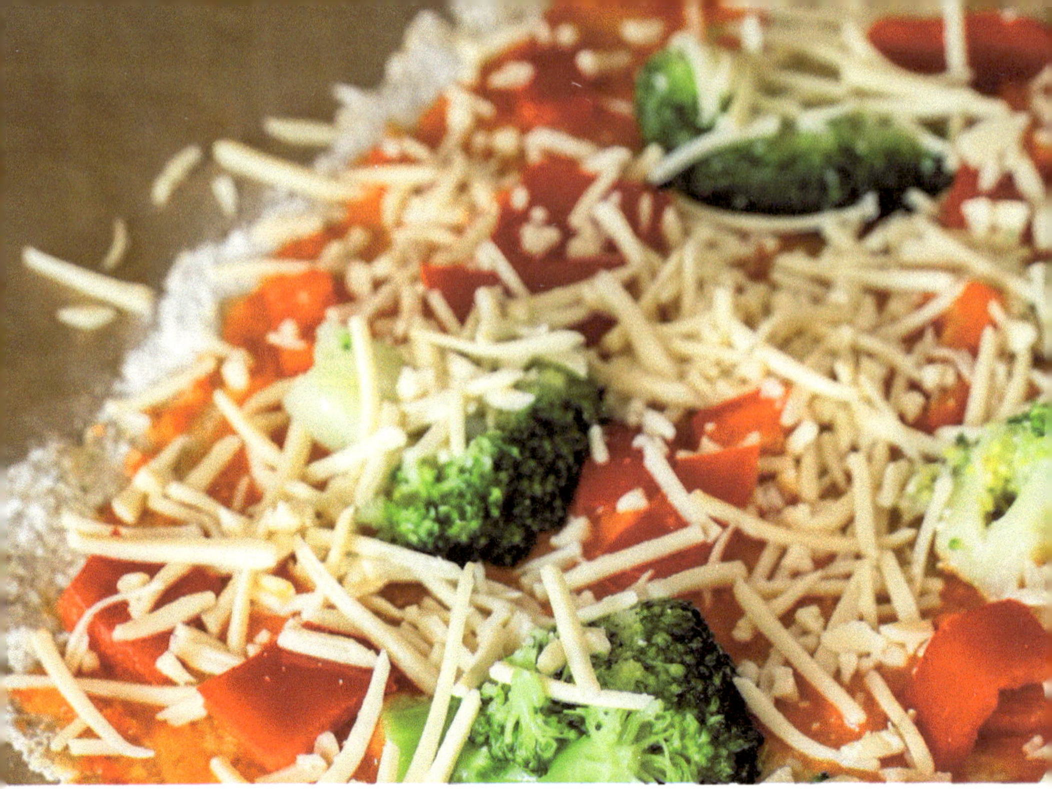

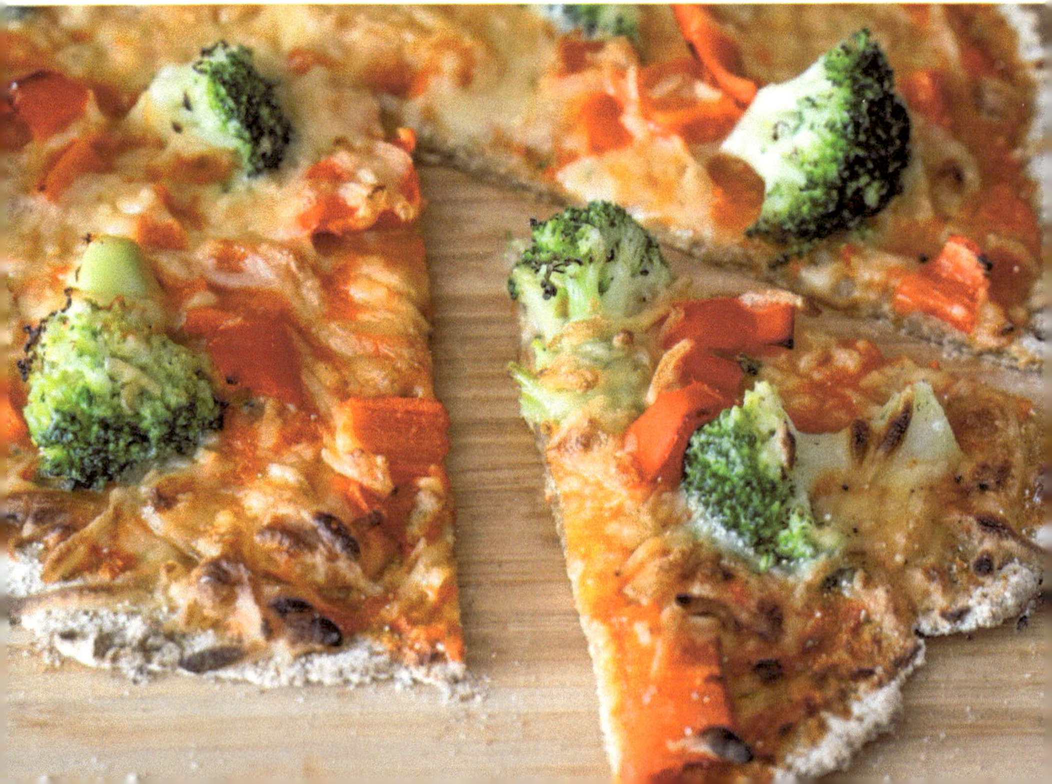

Pizza

1 Portion

1 Pizzaboden, 1 Gläschen PapriKar (100 ml), 130 g Brokkoli,
70 g Spitzpaprika, 80 g Käsealternative aus Kokosöl

Zubereitung:

1. Backofen auf 180 Grad Umluft vorheizen.
2. Pizzateig nach Rezept herstellen und den Teig kurz in den vorgeheizten Backofen geben und anbacken.
3. Währenddessen Gemüse waschen, putzen und kleinschneiden.
4. Den angebackenen Pizzateig aus dem Ofen nehmen, mit einem Gläschen PapriKar bestreichen und mit dem Gemüse belegen.
5. Käse drauf streuen und nochmal für ca. 15 – 20 Minuten in den Ofen geben

Anmerkung:

Belegen kannst du die Pizza selbstverständlich,
wie du magst und verträgst.
Das Pizzaboden-Rezept findest du auf Seite 53.
Das PapriKar-Rezept findest du auf Seite 46.

Tipp

Wenn dein Backofen eine Pizzafunktion besitzt, kannst du die Pizza ohne Vorbacken in den Ofen geben und ca. 6 Minuten bei 300 Grad backen.

Die Pizza lässt sich auch super einfrieren. Dazu die Pizza wie gewünscht belegen, in zum Beispiel Folie wickeln und einfrieren. Bei Bedarf die Pizza aus dem Tiefkühlschrank nehmen und in einem vorgeheizten Backofen 25 Minuten bei 180 Grad aufbacken.

Nährwerte pro Pizza:
918,93 kcal, 33,61 g Fett, 127,92 g Kohlenhydrate, 20,17 g Ballaststoffe, 22,85 g Eiweiß

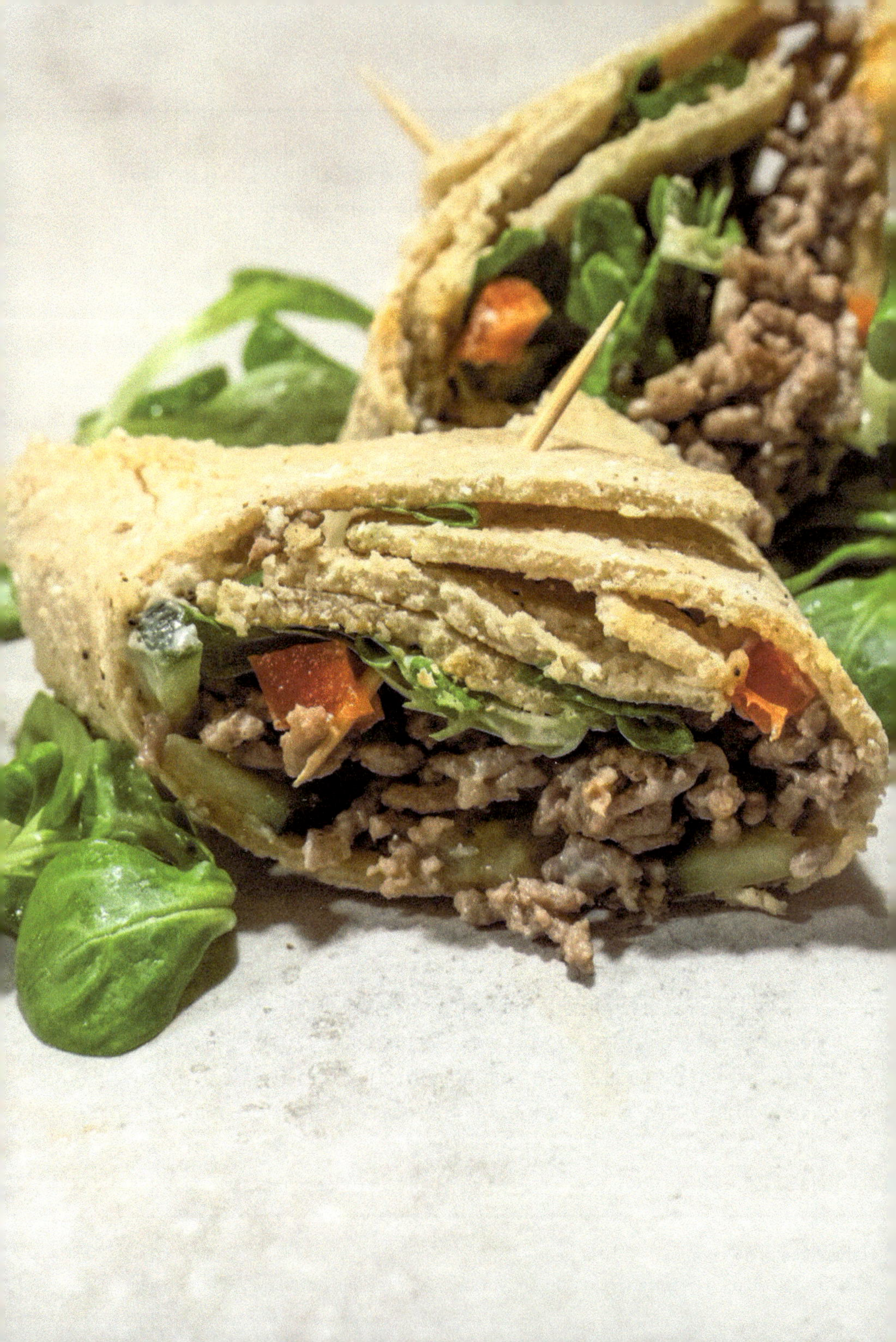

Wraps

4 Stück

100 g Hafermehl, 50 g Kartoffelstärke, 20 g Hirsemehl,
40 g Pflanzliche Joghurtalternative, 1 Teelöffel Rapsöl,
1 Teelöffel Apfelessig, 80 g Wasser, 1 Teelöffel Salz

Variationen:

Petersilie, Schnittlauch, Gewürze

Zubereitung:

1. In einer Schüssel alle trockenen Zutaten vermengen.
2. Joghurtalternative, Wasser und Öl hinzufügen und alles zu einem geschmeidigen Teig verrühren.
3. Salz und optional eine Zutat aus den Variationen einfügen. Erneut gut durchrühren.
4. Die Masse ca. 10 Minuten ruhen lassen.
5. Nach etwa 8 Minuten Ruhezeit eine Pfanne erhitzen (bei beschichteten Pfannen ist kein zusätzliches Fett notwendig).
6. Die Masse in 4 gleichmäßige Stücke teilen.
7. Etwas Hirse- oder Hafermehl auf der Arbeitsfläche verteilen und die 4 Stücke nach und nach mit einem Rollholz rund ausrollen. (ca. 1 mm dick)
8. Die Wraps nach und nach in die heiße Pfanne geben und von jeder Seite etwa 1,5 Minuten goldbraun braten.

Anmerkung

Beim Ausrollen der Wraps sollte viel Hirse-/Hafermehl verwendet Werden, damit der Teig nicht auf der Arbeitsblatte oder an den Händen klebt.

Tipp

Die fertigen Wraps können in einem leicht vorgewärmten Backofen warmge-halten werden.

Nährwerte pro Wrap:
154,9 kcal, 4,01 g Fett, 28,34 g Kohlenhydrate, 2,67 g Ballaststoffe, 3,93 g Eiweiß

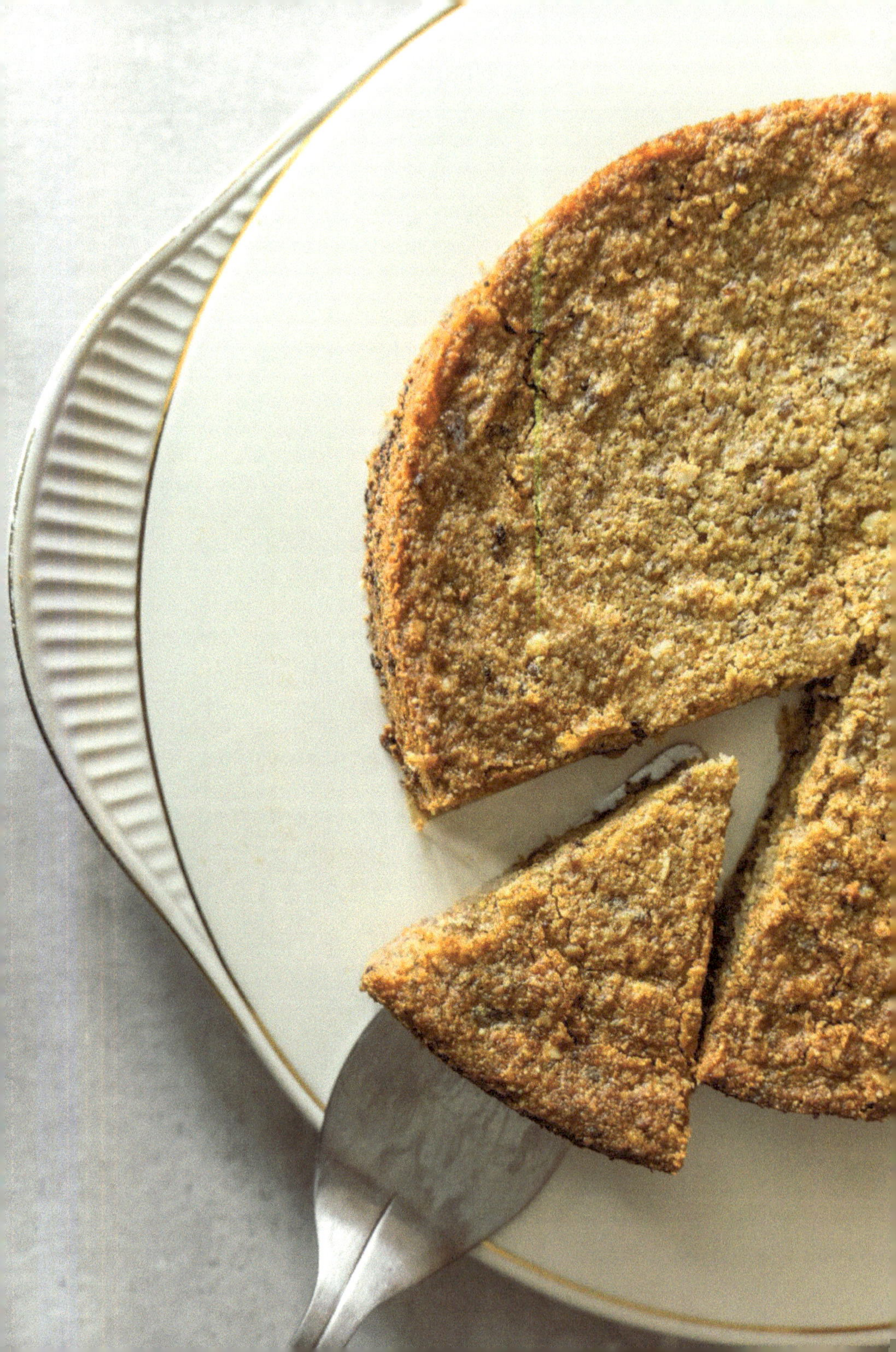

Schmause-Pause

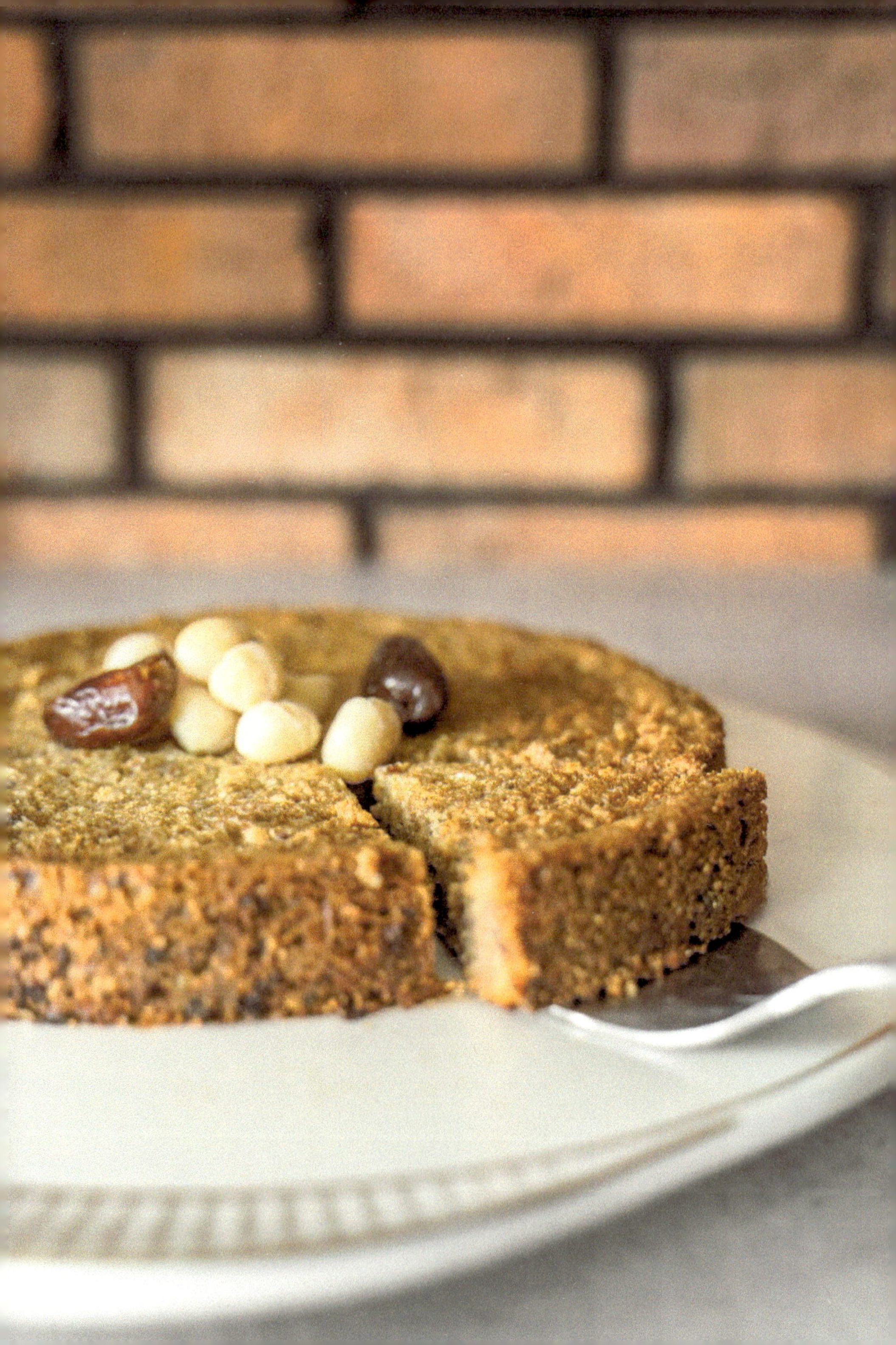

Macadamiarührkuchen

20 cm Durchmesser Springform
10 Stücke

130 g pflanzliche Margarine, 60 g Macadamianüsse,
150 ml glutenfreier Haferdrink, 130 g Datteln,
17 g Weinstein Backpulver, 50 g Hirsemehl, 40 g Hafermehl

Variationen: (je 1,5 Teelöffel, von der Tonkabohne einen 0,5 Teelöffel)

Tonkabohne, Lebkuchengewürz, Vanille

Zubereitung:

1. Den Backofen auf 180 Grad Umluft vorheizen.
2. Eine Springform mit 20 cm Durchmesser auf ein Backblech mit Backpapier legen.
3. Die Margarine sollte weich sein; gegebenenfalls kurz in der Mikrowelle erwärmen.
4. Die trockenen Zutaten in einer Schüssel zusammen wiegen. Nach Belieben eine der Variationen hinzufügen, um den Teig etwas zu verfeinern.
5. Die Macadamianüsse in einen Mixer geben und grob zerkleinern. 40 g der gehackten Nüsse zu den trockenen Zutaten geben und den Rest vorerst in einer Schüssel beiseitestellen.
6. Datteln und Haferdrink in den Mixer geben und gut durchmixen.
7. Die weiche Margarine mit den Hafer-Datteldrink vermischen.
8. Die trockenen Zutaten hinzufügen und zu einem glatten Teig verrühren.
9. Den Rührteig in die vorbereitete Springform geben, glattstreichen und mit den restlichen Macadamianüssen garnieren. Den Kuchen im vorgeheizten Backofen für ca. 25 – 30 Minuten backen, bis er goldbraun ist.

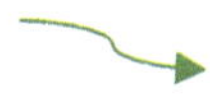

Der Kuchen kann auch mit Obst deiner Wahl belegt werden. Meine absolute Lieblingsvariation ist der Kuchen mit dem Lebkuchengewürz – besonders in der Winterzeit eine absolute Köstlichkeit.

Den Kuchen etwas auskühlen lassen. Dann wird er etwas fester und lässt sich besser schneiden und auf die Teller umsetzten.

Nährwerte pro Stück:
218,77 kcal, 15,52 g Fett, 16,01 g Kohlenhydrate, 2,48 g Ballaststoffe, 1,91 g Eiweiß

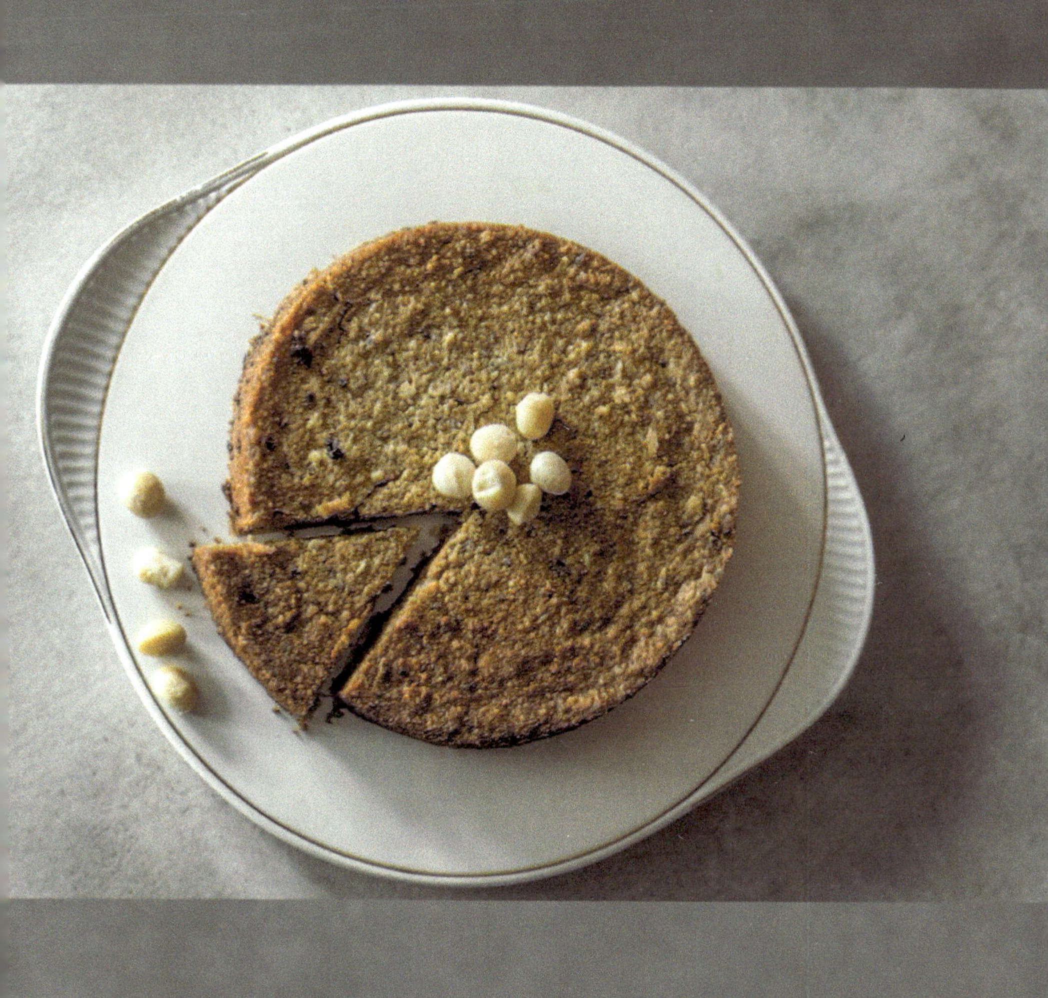

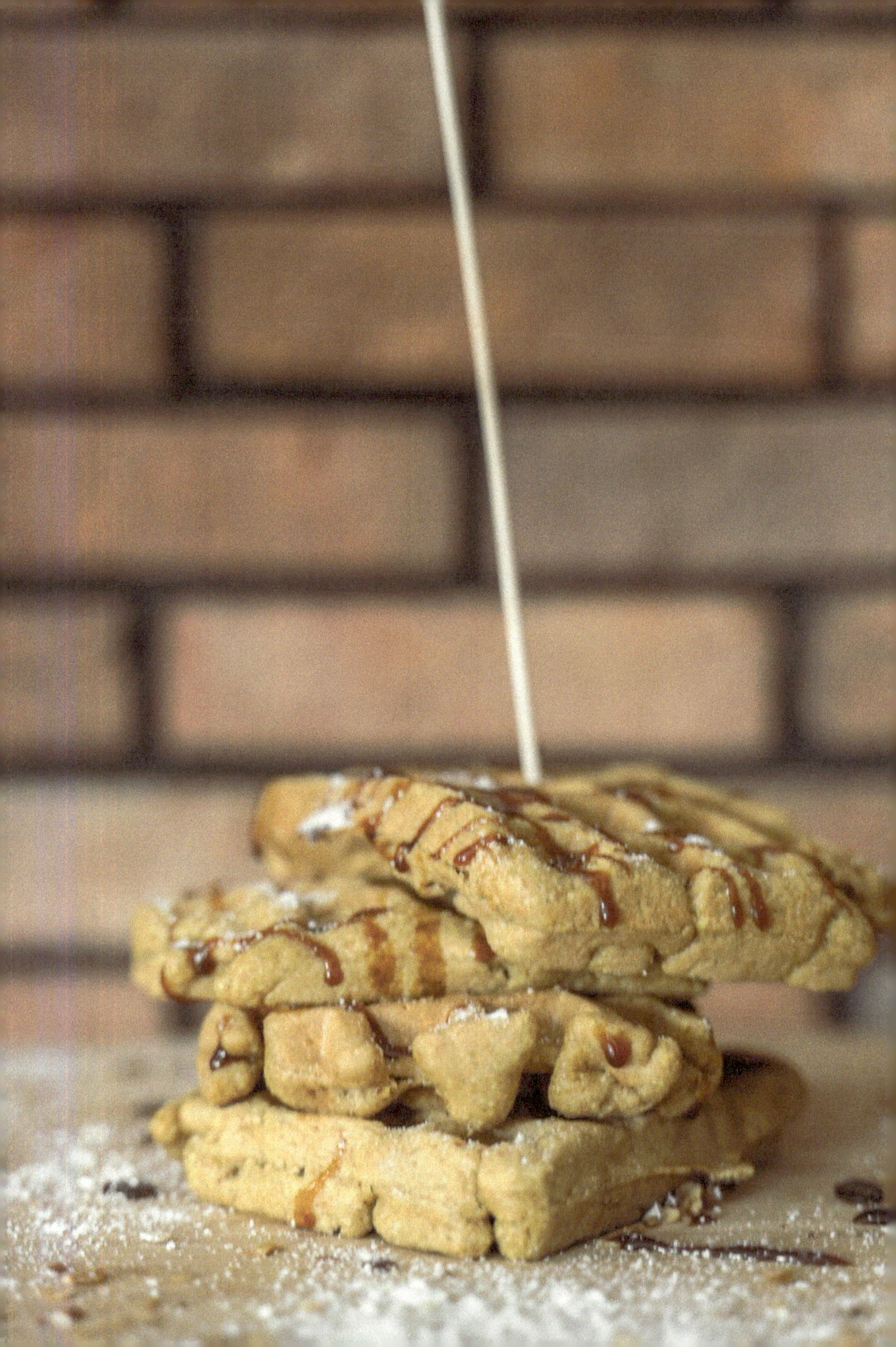

Waffeln

4 Stück

80 g Hirsemehl, 90 g Hafermehl, 50 g Kartoffelstärke,
1 Esslöffel Flohsamenschalen, 12 g Weinstein Backpulver,
200 ml Haferdrink glutenfrei, 2 Esslöffel Honig

Variationen: (je 1,5 Teelöffel, von der Tonkabohne einen 0,5 Teelöffel)

Tonkabohne, Vanille, Zimt

Zubereitung:

1. Alle trockenen Zutaten sorgfältig abwiegen und miteinander vermengen.
2. Den Haferdrink abwiegen, Honig hinzufügen und zu den trockenen Zutaten geben. Alles zu einem glatten Teig verrühren.
3. Das Waffeleisen anschalten und aufheizen.
4. Nach Bedarf kann der Teig mit einer der angegebenen Variationen verfeinert werden.
5. Das heiße Waffeleisen leicht mit etwas Öl besprühen oder mit einem Pinsel einfetten. Nun die 4 Waffeln nach und nach goldbraun backen.

Anmerkung:

Auf Wunsch kann die Waffel auch in herzhafter Variation hergestellt werden, hierzu den Honig durch 0,5 Teelöffel Salz austauschen und Gewürze nach Wahl hinzufügen.

Nährwerte pro Waffel:
251,61 kcal, 3,16 g Fett, 46,75 g Kohlenhydrate, 5,42 g Ballaststoffe, 5,62 g Eiweiß

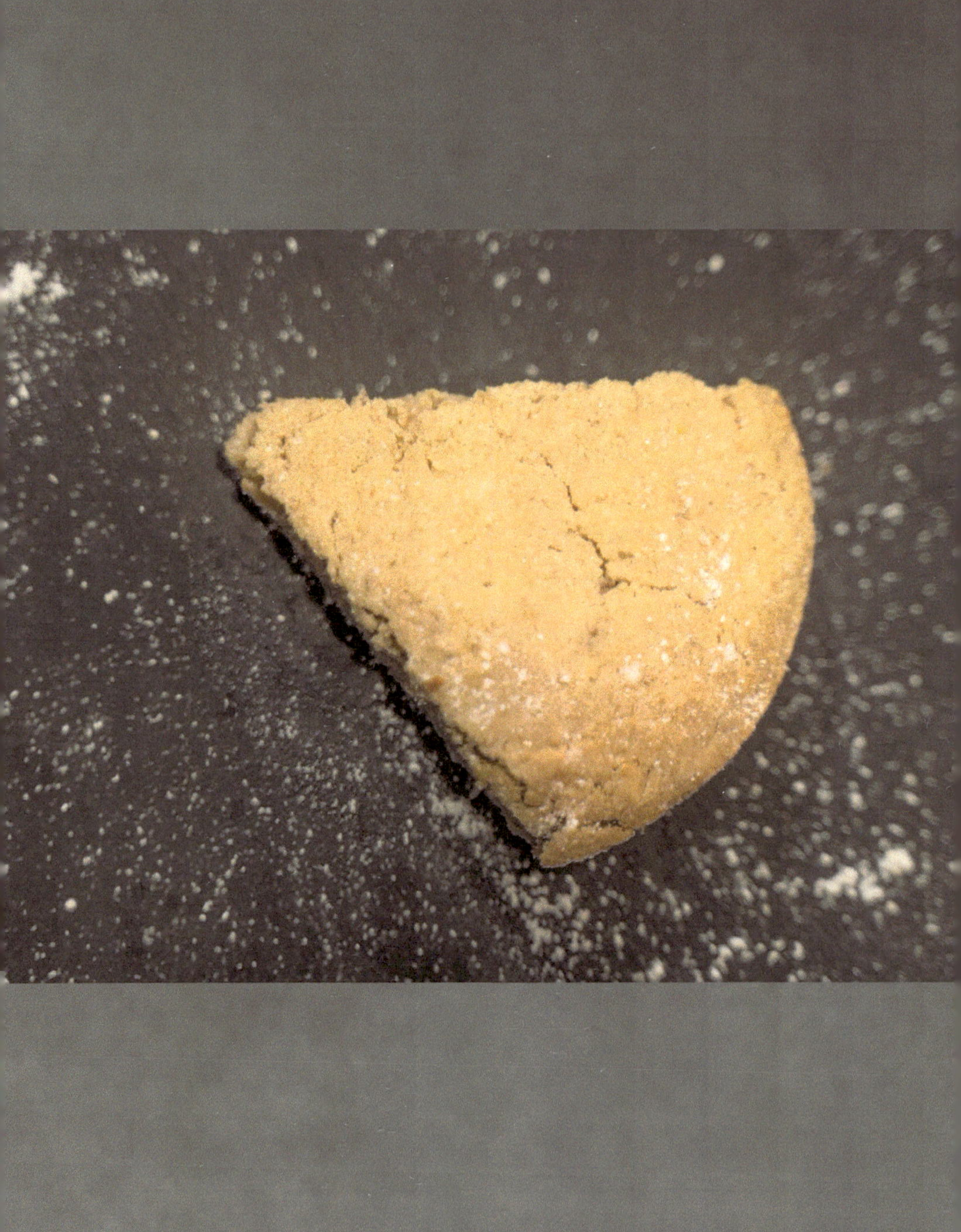

Rührteig

24 cm Durchmesser Springform
10 Stücke

80 g Hafermehl, 50 g Hirsemehl, 60 g Kartoffelstärke,
12 g Weinstein Backpulver, 6 Datteln, 1 Esslöffel Honig,
150 ml Sprudel-Wasser, Prise Salz

Variationen: (je 1,5 Teelöffel, von der Tonkabohne einen 0,5 Teelöffel)
Tonkabohne, Vanille, Zimt

Zubereitung:

1. Den Backofen auf 180 Grad Umluft vorheizen.
2. Eine Springform mit 24 cm Durchmesser auf ein Backblech mit Backpapier legen.
3. Die trockenen Zutaten abwiegen und in einer Schüssel sorgfältig vermengen.
4. Das Wasser abmessen und den Honig hinzugeben.
5. Das Wasser zu den trockenen Zutaten geben und alles zu einem glatten Teig verrühren.
6. Den Rührteig gleichmäßig in die vorbereitete Springform gießen und glattstreichen.
7. Den Kuchen im vorgeheizten Backofen für ca. 25 - 30 Minuten backen, bis er goldbraun ist.
8. Nach dem Backen aus dem Ofen nehmen und auskühlen lassen.

Tipp

Der Kuchen kann auch mit Obst deiner Wahl belegt werden, um aus dem einfachen Rührteig einen frischen Obstkuchen zu kreieren.

Nährwerte pro Kuchenstück:
87,22 kcal, 0,8 g Fett, 17,28 g Kohlenhydrate, 1,35 g Ballaststoffe, 3,49 g Eiweiß

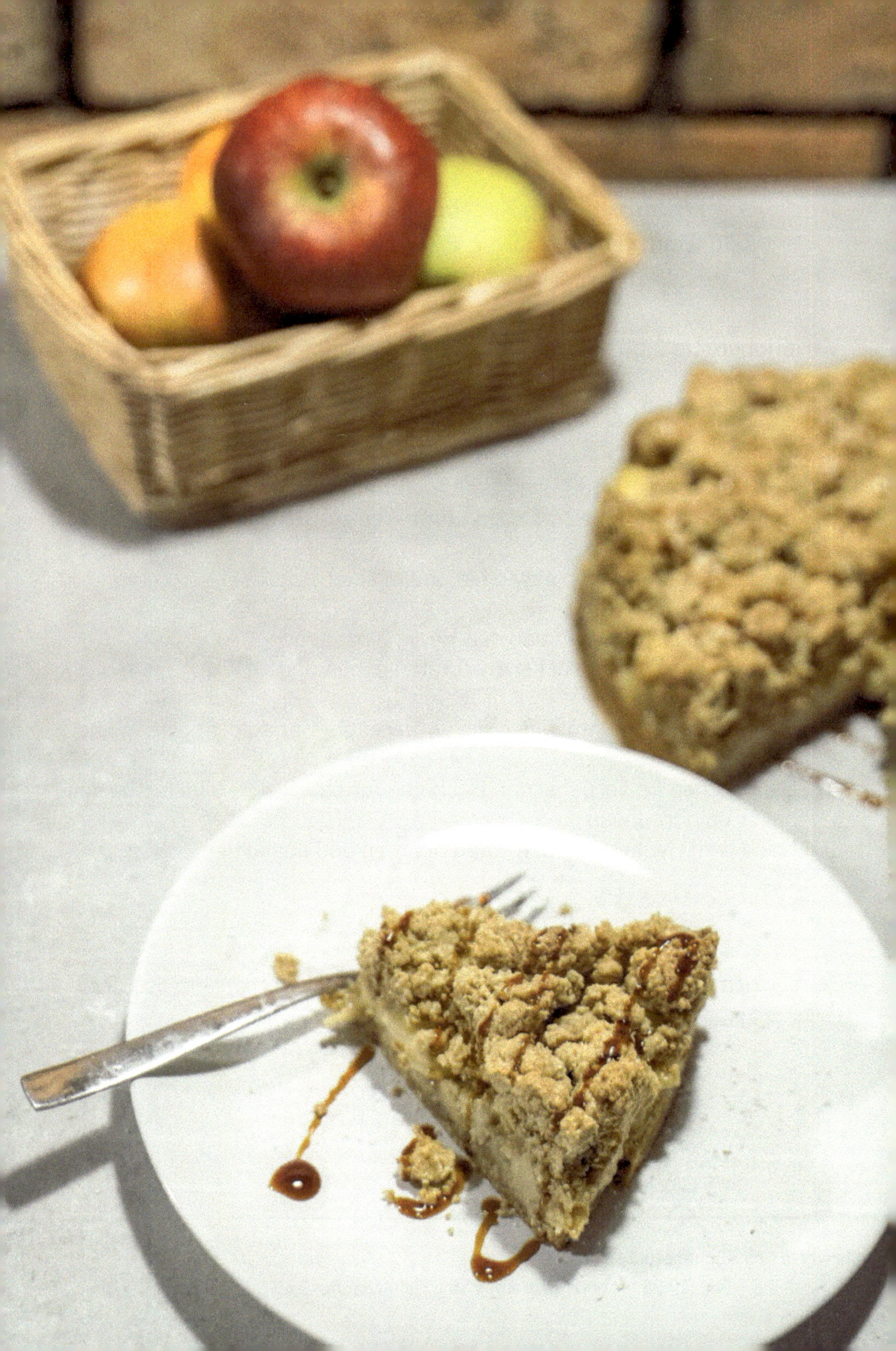

Apfel-Streusel-Kuchen

Rührteig, 250 ml Haferdrink, 3 Datteln, 18 g Vanillepuddingpulver,
3 Äpfel, 250 g Margarine, 250 g Hafermehl, 50 g Hirsemehl

Variationen: (je 1,5 Teelöffel, von der Tonkabohne einen 0,5 Teelöffel))

Tonkabohne, Vanille, Zimt

Zubereitung:

1. Den Backofen auf 180 Grad Umluft vorheizen.
2. Den Rührteig nach dem Grundrezept herstellen, siehe Seite 63.
3. Den Rührteig in die Springform geben, glattstreichen und für ca. 10 Minuten anbacken.
4. Währenddessen für die Vanillecreme 200 ml Haferdrink mit 3 Datteln in einen Mixer geben und gut durchmixen oder mit einem Pürierstab die Datteln in der Milch verfeinern.
5. Nun den Dattel-Haferdrink in einen Topf geben und erhitzen.
6. 50 ml kalten Haferdrink mit dem Vanillepuddingpulver vermischen. Sobald der Haferdrink im Topf kocht, das angerührte Vanillepuddingpulver hinzugeben. Alles gut aufkochen und beiseitestellen.
7. 250 g weiche Margarine mit 250 g Hafermehl und 50 g Hirse per Hand zu groben Streuseln kneten.
8. Die Äpfel waschen, schälen und in kleine Würfel schneiden.
9. Die Vanillecreme mit den Äpfeln vermengen und auf den Teig verteilen.
10. Zu guter Letzt die Streusel auf die Äpfel geben, und den Kuchen im vorgeheizten Backofen für ca. 25 - 30 Minuten backen, bis er goldbraun ist.

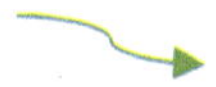

Tipp

Der Kuchen kann auch mit anderem Obst belegt werden.
Nach dem Backen aus dem Ofen nehmen und abkühlen lassen, dann lässt der
Kuchen sich besser schneiden.

Nährwerte pro Stück:

430,8 kcal, 21,65 g Fett, 44,65 g Kohlenhydrate, 5,48 g Ballaststoffe, 7,71 g Eiweiß

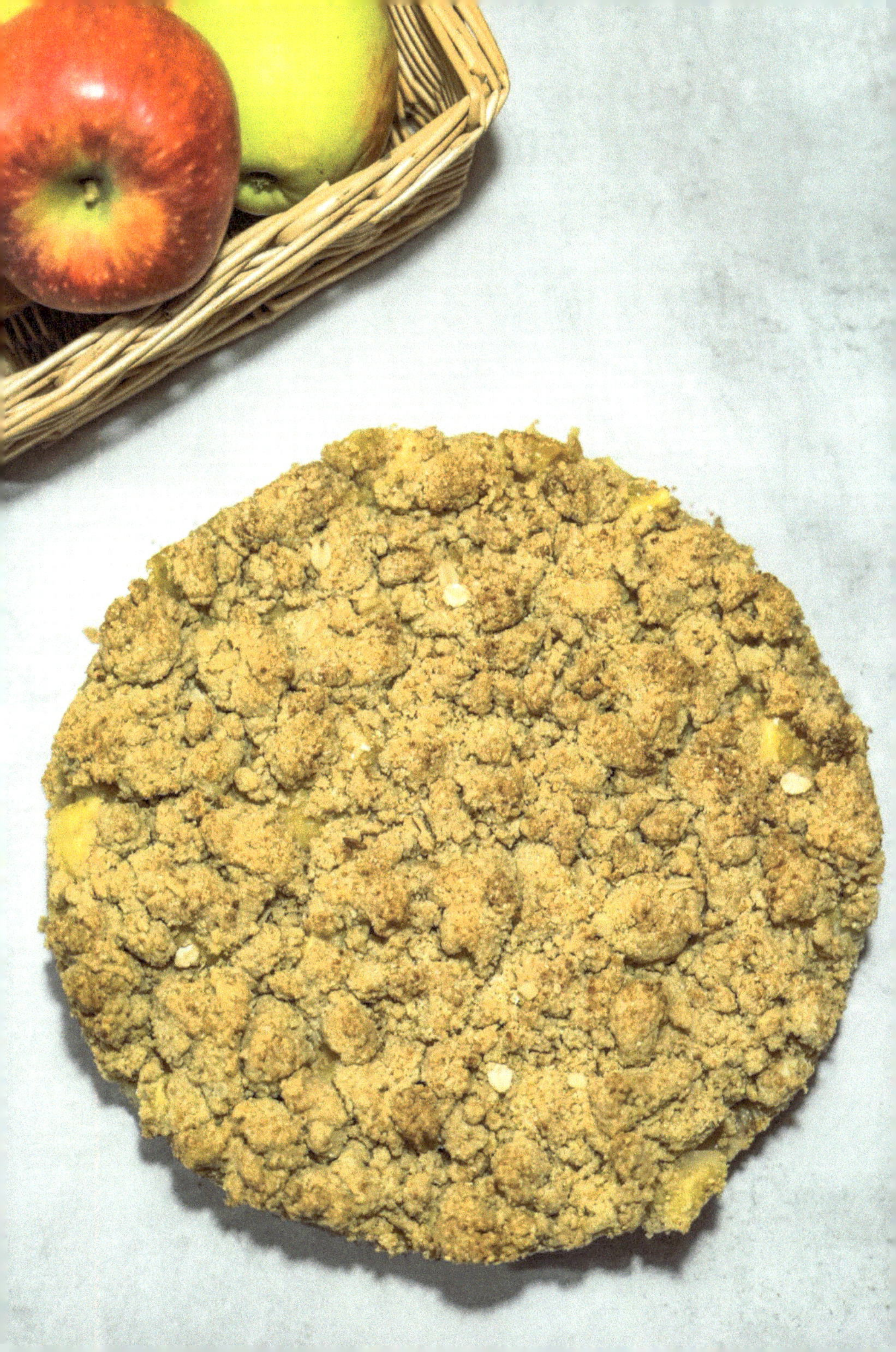

Quellenverzeichnis:

(1) Die Nährwerttabelle DGE,
    Prof, Dr. Helmut Heseker / Dipl. oec. troph. Beate Heseker,
    8 Auflage
(2) www.histaminintoleranz.ch/de/histaminose.html
(3) www.baliza.de/apps/histamin.html

Buchempfehlungen:

(1) Histamin Intoleranz: Aus einem völlig neuen Blickwinkel,
    Dirk Schweigler
(2) Energy! Der Gesunde Weg aus dem Müdigkeitslabyrinth,
     Dr. Med. Anne Fleck
(3) Dumm wie Brot: wie Weizen schleichend ihr Gehirn zerstört,
    Dr. David Perlmutter & Kristin Loberg.
(4) Gesunde Ernährung Heute und Morgen,
     Dr. Fionna Zöllner & Dr. Jörn Klasen.

Notizen